Kratt · Hufnagel

Die gesunde

Mikronährstoff-Küche

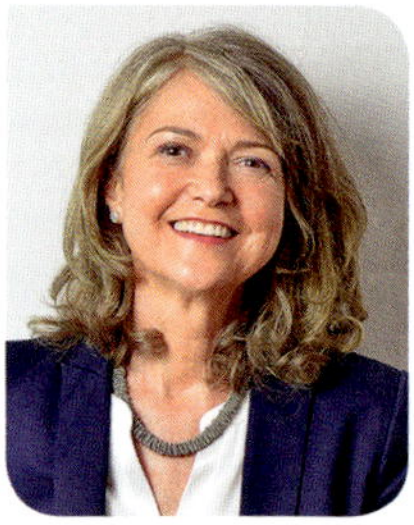

Dr. phil. Regina Kratt ist Speaker, Coach und Wissenschaftsjournalistin. Sie forscht seit Jahren zu den Themen Regeneration und Verjüngung und entwickelte daraus ihr eigenes Living-Food-Konzept. In Unternehmen inspiriert sie mit Vorträgen und Workshops zu einer pflanzenbasierten, mikronährstoffreichen Ernährung auf Basis des Programms »ImmunityEating«. In Einzel- und Gruppencoachings hilft sie Menschen, ihre Gesundheit selbst in die Hand zu nehmen und ganzheitlich zu gestalten.

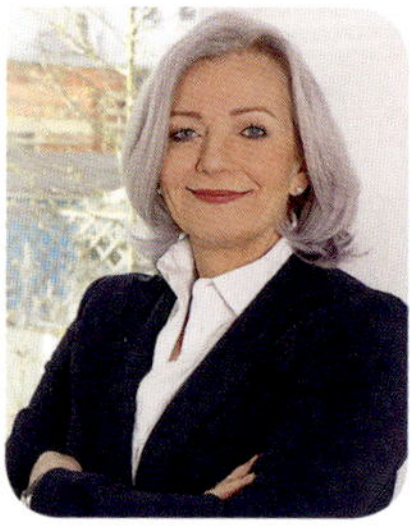

Dr. med. Barbara Hufnagel ist Allgemein- und Ernährungsmedizinerin. In ihrer eigenen Präventivmedizinischen Praxis in Mannheim setzt sie gezielt die Mikronährstoff-Therapie sowie die Mitochondrien-Medizin ein. Ihre Mission ist, Menschen für das enorme Potenzial einer gesunden Ernährung zu begeistern.

Dr. phil. Regina Kratt · Dr. med. Barbara Hufnagel

Die gesunde Mikronährstoff-Küche

Über 70 Power-Rezepte: optimal versorgt mit Vitaminen, Mineralien, Fettsäuren & Co.

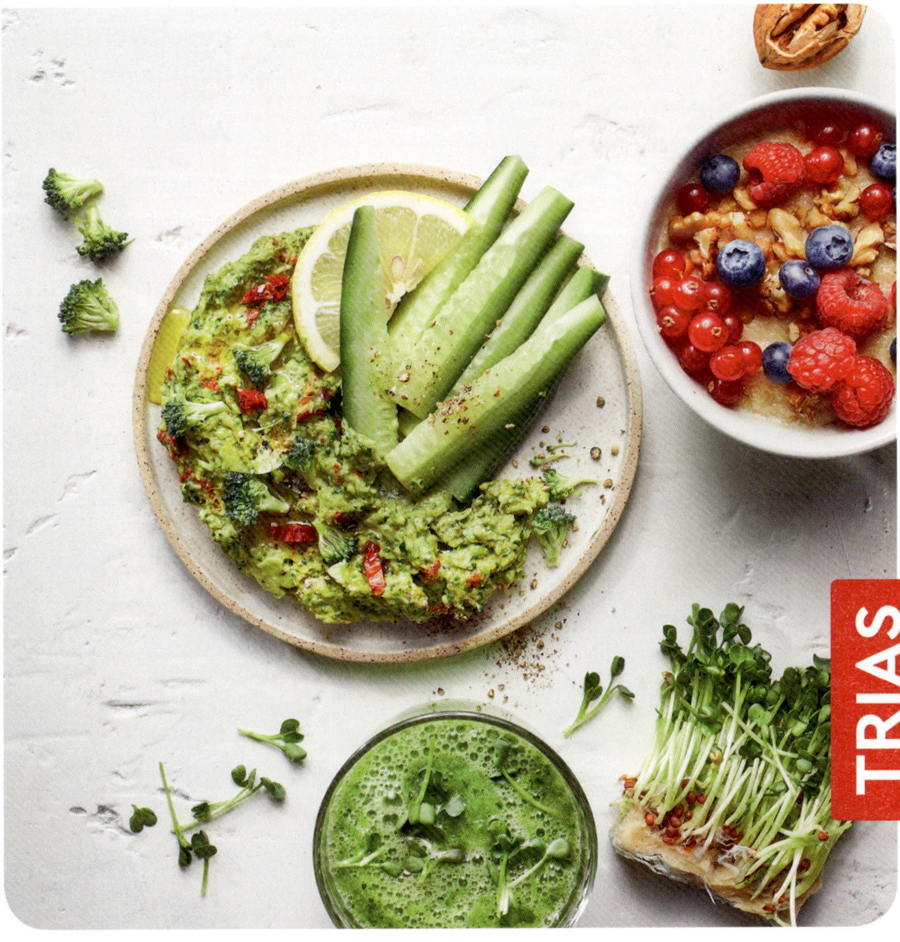

TRIAS

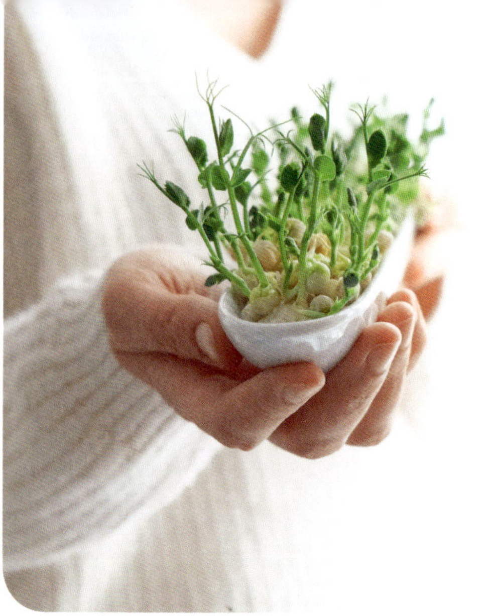

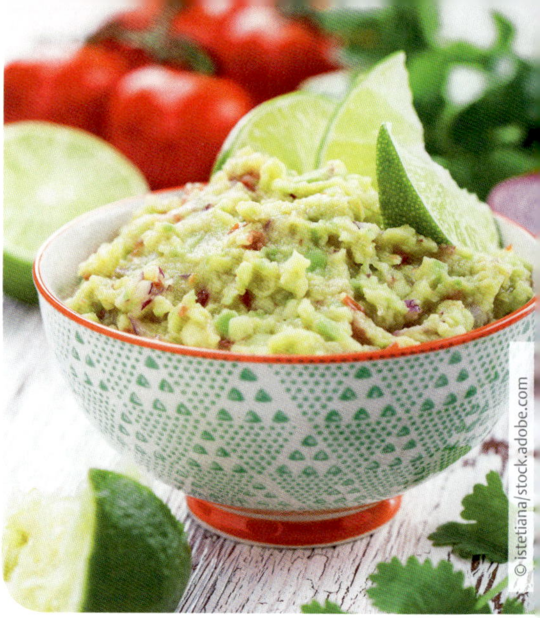

Exkurse

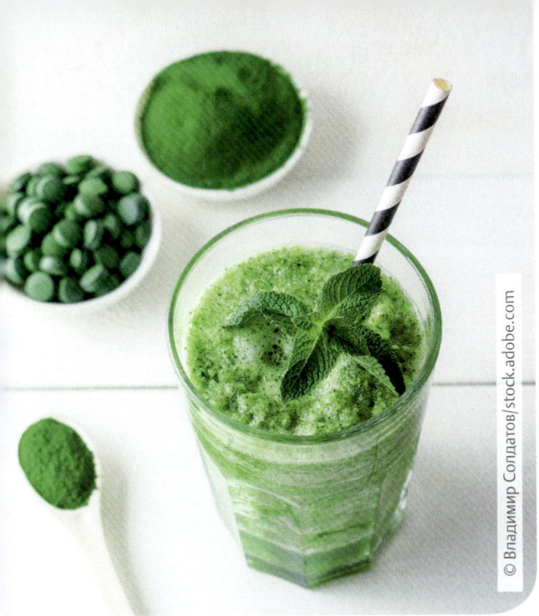

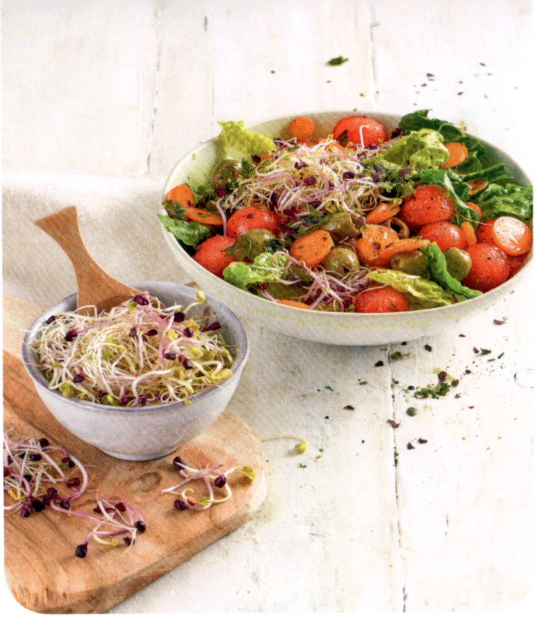

Die Rezepte zum Coverfoto findest du auf Seite 91, Seite 101 und Seite 128

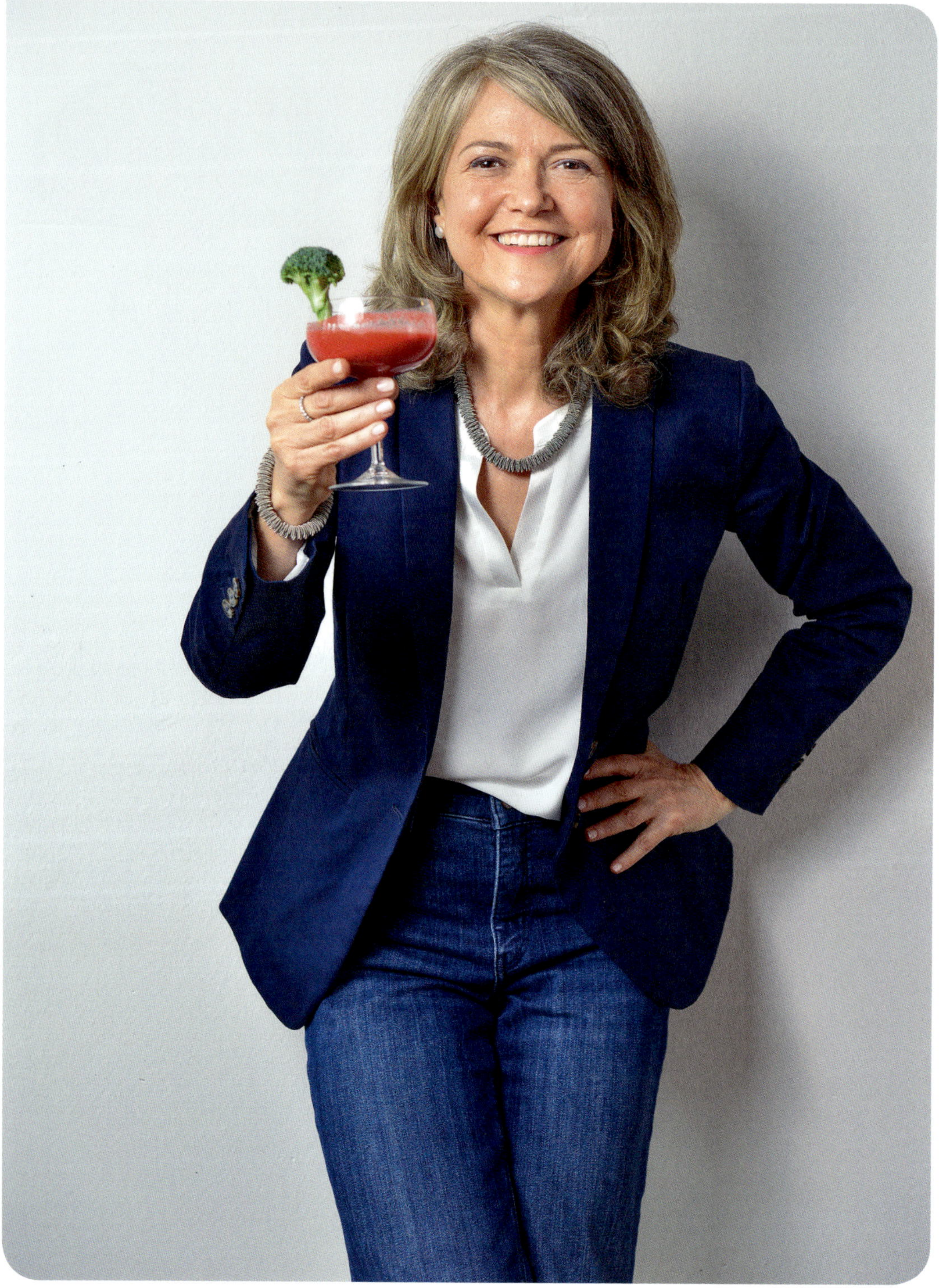

Unsere Geschichte

Willkommen auf deiner Reise zu mehr Lebensqualität, Fitness und Gesundheit. In deinen Händen hältst du nicht nur ein Ernährungsbuch mit vielen Rezepten, sondern vor allem ein äußerst praktisches Selbstmanagement-Buch, das dir hilft, dich supergesund zu versorgen. Es ist für alle, die eine Ernährungsumstellung ein für alle Mal meistern wollen und nach einem System suchen, das Orientierung gibt. Hier kommen durch uns Autorinnen Umsetzungsexpertise (ich, Dr. phil. Regina Kratt) und medizinische Expertise (Dr. med. Barbara Hufnagel) zusammen.

Konzipiert und geschrieben ist die »Die gesunde Mikronährstoff-Küche« im Wesentlichen aus meinem Blickwinkel als Wissenschaftsjournalistin. Als solche habe ich mich lange Zeit damit befasst, technologische Innovationen verständlich zu machen und für die Umsetzung in die Praxis aufzubereiten. Mich begeistern neue Ideen und Sichtweisen, mit denen man das Leben von Menschen verbessern kann. Hier leitet mich die Frage: Wie kann ich dazu beitragen, dass ernährungsbewusste Menschen mit Leichtigkeit mindestens 60 Prozent ihres Kalorienbedarfs mit »Living Food« decken?

Doch der Reihe nach. 2009 hat mich und meinen Partner Thomas auf einer Geschäftsreise in Kalifornien die Idee von »Living Food« begeistert, worunter die moderne Form von Rohkost zu verstehen ist. Sie verwendet ausschließlich frische Lebensmittel und verzichtet auf das Erhitzen, um alle Vitalstoffe bzw. Mikronährstoffe weitestgehend zu erhalten.
Es geht also um »lebendige« Nahrung. »Modern« nennen wir diese Ernährungsform deshalb, weil sie nichts mehr mit kargem Möhrenknabbern zu tun hat, sondern mit leckeren Zubereitungen aufwartet. Durch den Einfluss von kreativen Rezeptentwicklern und Ernährungsexperten kommt unser Ansatz der modernen Rohkost sehr attraktiv daher, ohne

dogmatisch zu sein. Sie lässt sich in jede Ernährungsform als besonders gesunder Anteil integrieren. Und wenn du hin du wieder Lust auf eine warme Mahlzeit verspürst, kannst du einige der Mikronährstoff-Gerichte auch erwärmen oder geeignete Zutaten auch mal garen.

Motiviert durch erste spürbare, positive Veränderungen, habe ich mich über Jahre hinweg immer tiefer in die Materie eingearbeitet und mich bei den besten Rohköstlern weltweit weitergebildet. Thomas hat mitgemacht und so haben wir uns gemeinsam durch den Stoff »gefuttert«.

Das hat uns geholfen, in die Bestform unseres Lebens zu kommen:

- Jeder von uns hat über die Monate und Jahre zu seinem Idealgewicht gefunden, ohne jemals Kalorien zu zählen.
- Leistungstiefs, wie sie früher an der Tagesordnung waren, kennen wir beide nicht mehr.
- Uns hat seit 2009 keine Erkältung mehr ausgeknockt.
- Wir sind die unterschiedlichsten Zipperlein losgeworden.
- Thomas gehört mittlerweile bei den ambitionierten Freizeitläufern zu den besten seiner Altersklasse.
- Ich bin mit 59 fitter und beweglicher als mit 20, was mir insbesondere auch als Yogalehrerin zugutekommt.

Doch was mich fast noch mehr beeindruckt hat als die körperlichen Verbesserungen, war die mentale Veränderung. Mein Lehrer, der Living-Food-Experte David Wolfe, formulierte es in etwa so: »Alles, was nicht du bist, fällt von dir ab. Du wirst immer mehr du selbst.« Er hatte recht: Die geistige Klarheit nimmt zu, man fängt an, alte Zöpfe abzuschneiden und sein eigenes Ding zu machen.

Bis heute begeistert uns die Transformationskraft dieser mikronährstoffreichen Ernährung jeden Tag aufs Neue und das ist es, was wir weitergeben wollen.

Wir haben im Laufe der Jahre nicht nur viel eigene Erfahrung gesammelt, sondern weit über tausend gesundheitsbewusste Menschen vor allem im Unternehmensumfeld – darunter der größte deutsche Softwarekonzern – bei ihrer Ernährungsumstellung begleitet. Schon 2010 habe ich begonnen, das Potenzial und die Umsetzung von Living-Food über Vorträge und Workshops zu vermitteln. Später haben Thomas und ich mit einem engagierten Team eine Manufaktur für »High-End-Smoothies« aufgebaut und Detox-Wochen in Unternehmen durchgeführt. Wir durften jede Menge Erfolgserlebnisse mit unseren Teilnehmern feiern.

ImmunityEating Online-Programm 2019 war unsere Idee, ein innovatives und spannendes Programm zur Stärkung des Immunsystems zu entwickeln. In der langjährigen Präventionsmedizinerin **Dr. Barbara Hufnagel** fanden wir eine Kooperationspartnerin, die unseren Living-Food-Part perfekt mit medizinischen Wissensmodulen zur Stärkung des Immunsystems ergänzte. Ihr Statement:

»Schon früh habe ich in meiner Zeit als Ärztin die Folgen von jahrelanger Fehlernährung gesehen. Der Ansatz der Schulmedizin, erst medizinisch einzugreifen, wenn eine Erkrankung besteht, verursacht für die Betroffenen viel Leid. Wie viel einfacher und erfolgreicher ist es, eine Erkrankung überhaupt nicht erst zu bekommen. Der Fortschritt im Allgemeinen und in der Medizin hat uns viele weitere Lebensjahre geschenkt. Das Ziel muss es sein, diese bei bester Gesundheit zu erleben.«

Unser Pilotkunde für ImmunityEating war im Übrigen einer der größten Pharmakonzerne!

Die Mikronährstoff-Küche ist die Basis des heutigen ImmunityEating-Programms. Das Ernährungs- und Lifestyle-Programm führt dich mit einem ganzheitlichen Ansatz zum Erfolg – mit Einzel- und Gruppencoaching, Bewegung, Meditation und einer wertschätzenden Community.

Unsere Zusammenarbeit für dieses Buch Die Mikronährstoff-Küche ist ein effektives Living-Food-Navigationssystem für eine mikronährstoffreiche Grundversorgung im Alltag!

Mir war stets wichtig, das besondere Potenzial von Living Food immer besser zu vermitteln, damit mehr Menschen Zugang dazu finden. Besonders hochwertige Lebensmittel, ein Food-Baukasten und unkomplizierte Rezepte waren von Anfang an wichtige Elemente. Den entscheidenden Anstoß für die Weiterentwicklung zur »Mikronährstoff-Küche« gab jedoch unsere Umfrage Ende 2020 mit ernährungsbewussten Menschen.

Die Auswertung von 400 Rückmeldungen auf offene Fragen hat mir die Augen geöffnet für die drei Fragen, die diese Zielgruppe am meisten bewegt: Wie gehe ich vor? Woher weiß ich, dass ich gut versorgt bin? Und: Schaffe ich das?

Um diese Fragen alltagstauglich zu beantworten habe ich das Navigationssystem entwickelt, beschrieben und mit Grafiken anschaulich gemacht. Es besteht neben den Rezepten aus

- den Lebensmittel-, Rezept- und Erfolgs-Navis
- dem Food-Baukasten und
- der Tages-Checkliste für die wichtigsten Lebensmittel

So macht es dir die Mikronährstoff-Küche leicht, einzusteigen, individuell vorwärtszugehen, stets die Orientierung zu bewahren und den eigenen Erfolg zu messen. Das Erfolgs-Navi (Seite 51) zum Ausfüllen kann übrigens auf der Verlags-Homepage heruntergeladen werden (Seite 52).

Barbara Hufnagel hat es dann als Mikronährstoff-Spezialistin übernommen, mit einer praktischen Tabelle die spezifische Wirkung der einzelnen Mikronährstoffe schnell erfassbar zu machen (Seite 19 bis 25). So wird auf einen Blick klar, dass ohne Mikronährstoffe in unserem Körper gar nichts läuft bzw. warum der Fokus darauf so erfolgversprechend ist. Darüber hinaus hat Barbara meine Aussagen über Körperprozesse im gesamten Buch aus medizinischer Sicht verifiziert.

»ImmunityEating« – die Mikronährstoff-Küche ist die Basis

Ein gesünderes Leben setzt bessere Entscheidungen voraus. ImmunityEating hilft dir, insbesondere mit Einzel- und Gruppencoaching, gesündere Ernährungsgewohnheiten zu entwickeln, die dich in deiner Selbstheilung und Regeneration unterstützen.
Mehr Infos, Videos und hilfreiche Downloads, wie Tagespläne und Anleitungen, findest du auf Seite 151.

Ausgezeichnete Expertisen von zwei weiteren Kooperationspartnerinnen sind in dieses Buch eingeflossen:

Beatrix Berkics ist zertifizierte Detox-Expertin und begeistert uns mit ihrem tiefen Wissen über die Transformationskraft von Living Foods. Sie wirkt bei unseren Zubereitungsvideos mit und hat im Rezeptteil dieses Buches mitgearbeitet.

Silvia Richter-Kaupp ist Master Certified Coach (ICF), Ausbilderin für Business Coachs und Buchautorin und hat sozusagen den schwarzen Gürtel im Coaching. Mit ihren Coaching-Tools hilft sie unseren Programmteilnehmer*innen, Hürden zu überwinden und auf Kurs zu bleiben. Die glasklare Struktur dieses Buches ist ihrer Kommunikationsexpertise zu verdanken.

Betrachte das Buch als treuen Begleiter auf der Reise in dein neues, gesundes Leben. Dein zunehmendes Wohlbefinden wird dir Sicherheit und Motivation geben, auf dem Weg zu bleiben.

Jeder Smoothie zählt!

Dr. Regina Kratt

Mikronährstoff-Küche weitergedacht

»Von allen Themen gesunder Lebensführung ist die Frage der richtigen Ernährung sicherlich die Schwierigste. Ist sie neben der Zunahme von Allergien und Unverträglichkeiten doch so eng verwoben mit kulturellen Vorstellungen, religiösen Vorschriften, ethischen, spirituellen oder gesundheitlichen Überzeugungen und unterliegt sogar modischen Trends. Trotz dieser herausfordernden Komplexität bietet das vorliegende Buch einer aufgeschlossenen Leserschaft viele einleuchtende Anregungen und konkrete, individuell abwandelbare attraktive Rezepte, die sich auch im anstrengenden Berufsalltag umsetzen lassen.«

Dr. med. Natalie Lotzmann, Leitung Gesundheitsmanagement eines Großunternehmens

So lecker ist die Mikro-nährstoff-Küche

Kohl-Beeren-Smoothie

Lebensmittelkategorie »Kreuzblütler«, Seite 98

» Kohlgerichte sind nicht dein Ding? Dann probiere es mal mit diesem exquisiten Smoothie. Wir kennen niemanden, der ihn nicht mag, dafür aber viele Menschen, die ihn mehrmals in der Woche trinken. Geschmacklich haben hier die Beeren und Kurkuma das Sagen.

2 Portionen
15 Min.

½ Zitrone • 180 g Brokkoli • 360 g Beeren (frisch oder TK) • 2–3 Äpfel • 480 ml Wasser • 2 EL Hanf • 2 TL Kurkuma • etwas Honig oder Stevia

- Die geschälte Zitrone mit allen anderen Zutaten im großen Mixer fein verarbeiten und den supergesunden Smoothie genießen.

Variante Statt Brokkoli passen hier auch 1–2 große Grünkohlblätter.

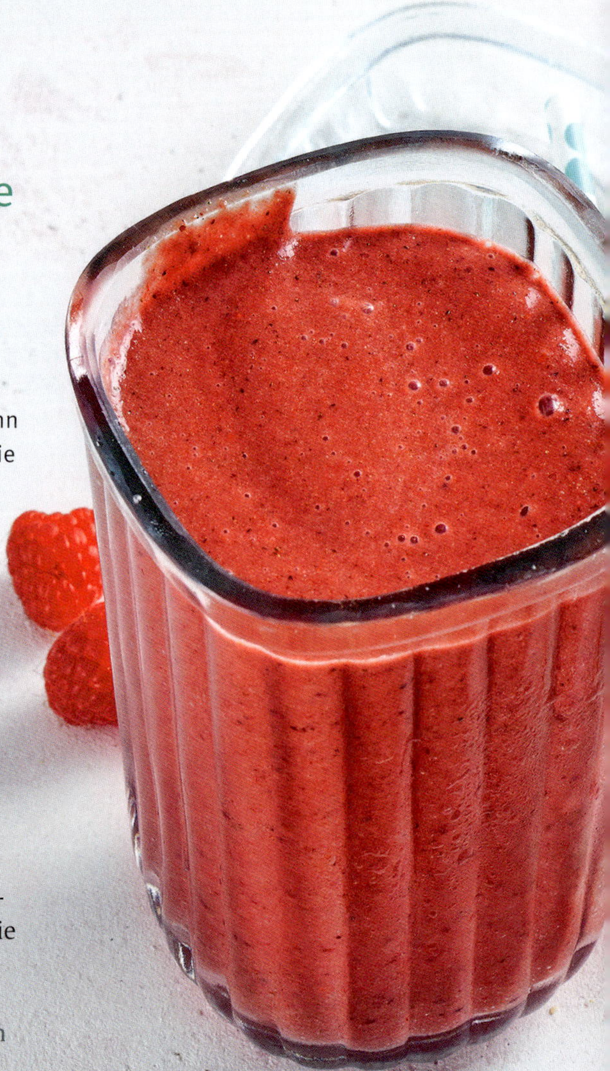

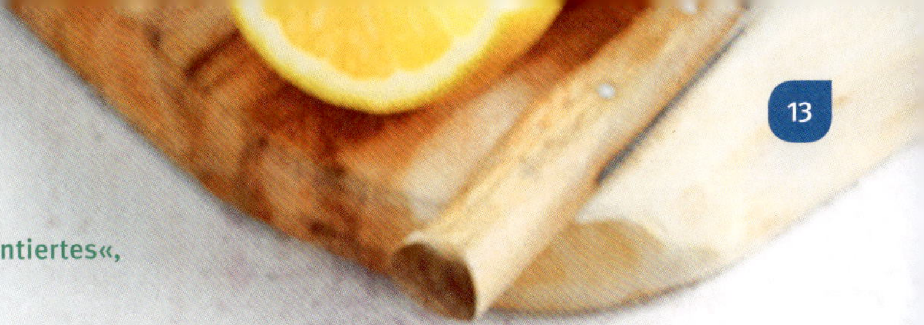

Sauerkrautsalat

Lebensmittelkategorie »Fermentiertes«, Seite 106

» Dieses einfache Gericht ist so lecker, dass es dich immer wieder aufs Neue begeistern wird. Bei uns gibt es diesen Sauerkrautsalat mehrmals in der Woche und wir können uns kaum etwas Saftigeres vorstellen. Zusammen mit den Nüssen wird aus dem Salat eine kleine Mahlzeit und ein Freudenfest für deine Darmbakterien.

2 Portionen
⏲ 15 Min.

300 g Sauerkraut • 1 Kohlrabi (ca. 250 g) • 2 Frühlingszwiebeln • 60 g Nüsse oder Saaten (z. B. Walnüsse oder Kürbiskerne) • 6 EL Olivenöl • 2 EL Zitronensaft • Salz • Pfeffer

- Sauerkraut und Kohlrabi nacheinander im großen Zerkleinerer verarbeiten, bis die gewünschte Stückchengröße erreicht ist. Frühlingszwiebeln klein schneiden. Alle Zutaten in einer Schüssel vermengen.

Variante Probiere statt Kohlrabi auch Paprika, Karotte, Knollensellerie und Rote Bete.

Tipp Ein Schuss hochwertiger Balsamicoessig rundet das Ganze ab.

Hanfsoße mit Erbsen

Lebensmittelkategorie »**Nüsse & Saaten**«, Seite 112

» Hier ist ein supereinfaches Rezept für eine sehr sättigende und genial schmeckende Soße, die zu allen Gemüsesorten passt. Unbedingt zu empfehlen ist sie zu rohen Erbsen, die noch eine Extraportion Protein beisteuern.

2 Portionen
⏲ 10 Min. + 1 Std. Auftauzeit

300 g Erbsen (frisch oder TK) • 220 ml Wasser (oder mehr, wenn die Soße flüssiger sein soll) • 160 g geschälter Hanf • 1 Frühlingszwiebel • 2–3 EL Hefeflocken • Salz

- Tiefgefrorene Erbsen auftauen lassen.
- Alle anderen Zutaten mit dem kleinen Mixer oder dem kleinen Zerkleinerer zu einer cremigen Soße verarbeiten.
- Die Soße über die Erbsen geben.

Variante Statt der Hefeflocken kannst du auch 2 EL Zitronensaft oder 1 TL Senf zum Verfeinern der Soße nehmen. Die Soße schmeckt übrigens auch köstlich zu Karottensalat.

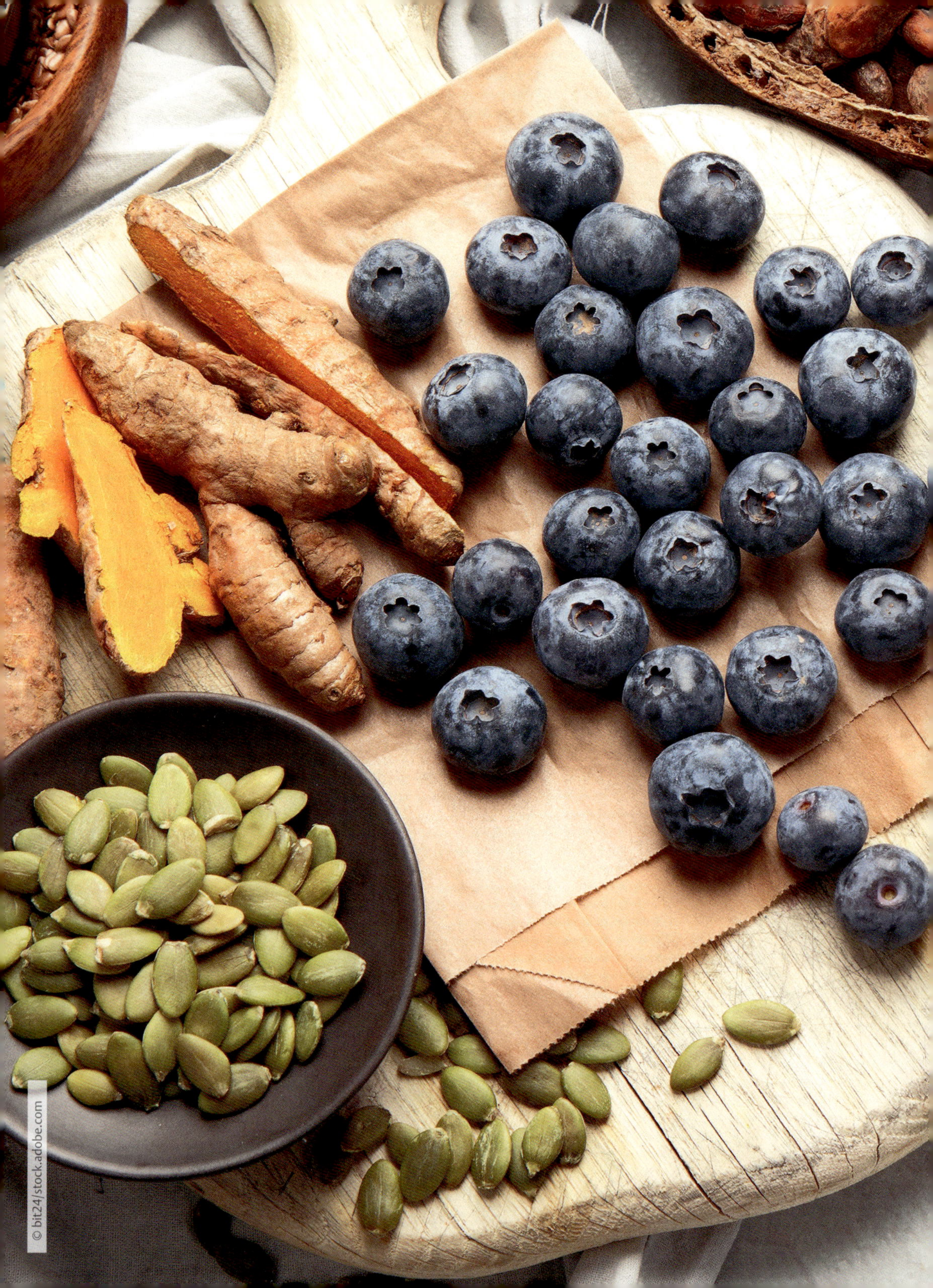

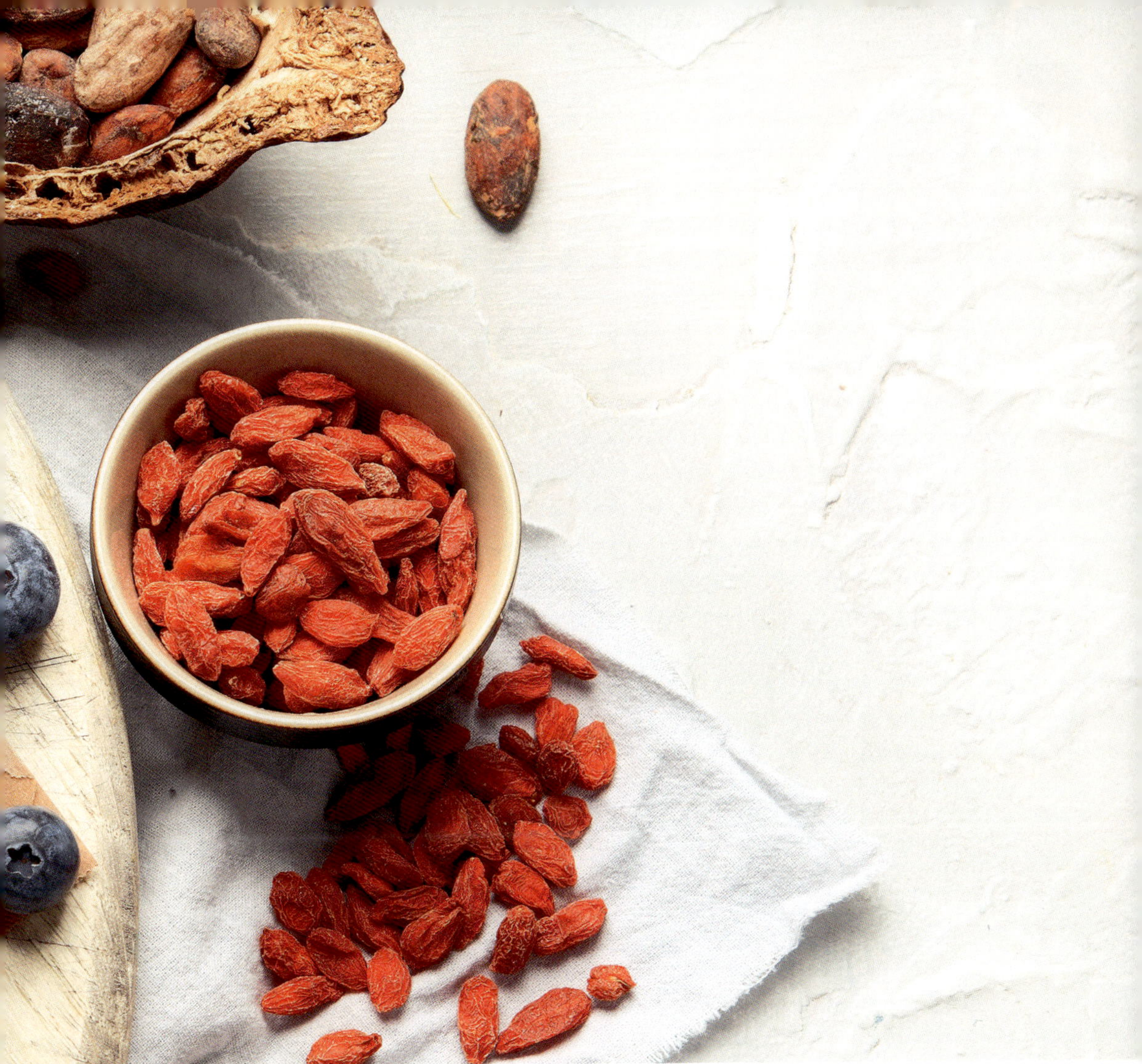

Kleine Bausteine – erstaunliche Wirkung

Diese Kraftquellen haben es in sich: Mikronährstoffe tragen entscheidend dazu bei, dass du gesund, schlank und jung bleibst. Wie kommt es dazu?

Mikronährstoffreiche Ernährung verstehen

»Seit mir klar ist, wie wichtig die Mikronährstoffe sind, ist es eine Art Sport für mich, mit jedem Löffel die maximale Ladung Mikros aufzunehmen. Mein Körper dankt es mir an jeder Stelle: Ich habe abgenommen, bin fast schmerzfrei und habe viel mehr Energie.«

Mit diesen Worten hat eine unserer Kursteilnehmerinnen ihr »Aha-Erlebnis« auf den Punkt gebracht: Sie hat verstanden und erlebt, was eine mikronährstoffreiche Ernährung wirklich ausmacht.

Auch von gesundheitsbewussten Menschen wird die Wirkung von Mikronährstoffen noch längst nicht in ihrer ganzen Tragweite erkannt. Wir kümmern uns meist nur um die Makronährstoffe, also um die Fette, Proteine und Kohlenhydrate. Das sind die Bestandteile, die wir in jeder Nährwerttabelle eines Lebensmitteletiketts finden. Über Mikronährstoffe lesen wir dort oft nichts.

Dabei verhält es sich so: Wenn wir uns darauf fokussieren, mikronährstoffreich zu essen, essen wir automatisch supergesund, schaffen die beste Grundlage für ein starkes Immunsystem und nehmen automatisch ab. Und genau darum geht es in diesem Buch: mit dem Fokus auf Mikronährstoffe möglichst alle Ernährungsprobleme gleichzeitig zu lösen.

Eine Ernährung, die man dir ansieht und anmerkt

Die heutige Standardkost führt regelmäßig zu Gesundheitsproblemen bei gleichzeitiger dramatischer Unterversorgung mit Mikronährstoffen. Sie ist meist Lichtjahre von einer pflanzenbasierten und mikronährstoffreichen Ernährung entfernt. Insofern wird die Eroberung der Mikronährstoff-Küche für die meisten eine spannende Reise sein.

Um die Bedeutung von Mikronährstoffen zu veranschaulichen, ziehe ich ein Beispiel heran. Nehmen wir eineiige Zwillinge, die in einem ähnlichen sozialen und beruflichen Kontext leben. Sie sehen sich zum Verwechseln ähnlich: Zwei schlanke Frauen Mitte zwanzig lächeln gut gelaunt in die Kamera. Wenn wir genauer hinschauen, stellen wir fest, dass ihre Gesundheit und ihr Wohlbefinden sehr unterschiedlich sind. Die eine ist physisch und mental fit, erholt sich schnell von Niederlagen und wirkt anziehend auf Menschen. Sie hat den ganzen Tag Energie und kann ihre gute Figur halten, ohne Kalorien zählen zu müssen.

Die andere trägt zwar auch ihr Sonntagslächeln im Gesicht; um gut auszusehen, muss sie jedoch ihre Akne und ihre von den nächtlichen Schlafstörungen dunklen Augenränder überschminken. Morgens braucht sie fünf Anläufe, um aufzustehen. Um über den Tag zu kommen, trinkt sie einen Kaffee nach dem anderen. Sie hat mit einigen Allergien zu kämpfen und ihre schlechte Verdauung macht ihr ebenso zu schaffen wie ihre brüchigen Haare und Nägel. In ihrer Kommunikation mit anderen wirkt sie sehr verhärtet. Sie zieht sich oft depressiv zurück und vieles an ihrem Verhalten wirkt autoaggressiv. Um ihr Gewicht zu halten, muss sie sich sehr einschränken. Sie macht zwar genau so viel Sport wie ihre Schwester, braucht jedoch viel länger, um sich danach zu regenerieren.

Die Vielfalt der Mikronährstoffe macht den Unterschied

Woher kommt dieser Unterschied in der körperlichen und mentalen Befindlichkeit dieser beiden Schwestern, wo sie doch mit etwas Abstand betrachtet fast gleich aussehen? Von der unterschiedlichen Ernährung.

Die eine isst viel Nudeln, Brot, Wurst, Fleisch, Eier, Milchprodukte und Backwaren. Gemüse und Obst nimmt sie, wenn überhaupt, nur aus der Dose oder gekocht zu sich. Die andere ernährt sich vegetarisch und isst vor allem Nüsse und Saaten, grüne Blätter, Sprossen, Gemüse, Beeren, Algen und Kräuter. Das meiste kommt roh, in Form von Salaten und Smoothies, auf den Tisch. Es ist nicht schwer zu erraten, welche Ernährung zu mehr Gesundheit führt. Warum eigentlich?

Nun, an ihrer gleichen Statur können wir sehen, dass die Schwestern in etwa gleich viele Kalorien aus Makronährstoffen zu sich nehmen. Von diesen Makronährstoffen (Kohlenhydrate, Eiweiß und Fette) essen wir große Mengen. Sie bilden unser Baumaterial und versorgen uns mit Energie.

Zur Orientierung: Unser Körper besteht neben Wasser (50–65 Prozent) vor allem aus:

- Fett (15–30 Prozent)
- Mineralstoffen (5,8–6 Prozent)
- Eiweißen (14–16 Prozent) und
- Kohlenhydraten (1 Prozent)

Lassen wir mal außer Acht, dass es für die Gesundheit natürlich auch einen Unterschied macht, aus welchen Quellen wir die Makronährstoffe beziehen, stellt sich für uns die Frage: Worin besteht letztlich der größte Unterschied beider Ernährungsweisen? Die Antwort lautet: in der Menge und Vielfalt der Mikronährstoffe! Denn Mikronährstoffe sind vor allem in der bunten und naturbelassenen Pflanzenkost der fitten Zwillingsschwester zu finden.

Wieso Mikronährstoffe so wichtig sind

Mikronährstoffe sind lebensnotwendig, werden aber noch immer total unterschätzt. Wir müssen sie von außen zuführen, da sie der Körper zum größten Teil nicht selbst herstellen kann. Wie der Name schon andeutet, nehmen wir Mikronährstoffe nur in winzigen Mengen auf.

Mikronährstoffe sind am gesamten Stoffwechsel beteiligt, also an allen chemischen Prozessen, die zum Abbau, Aufbau und Ersatz bzw. Erhalt der Körpersubstanz und der Energiegewinnung dienen – praktisch an allem, was den Körper lebendig und am Laufen hält. Hier zwei Zahlen, die unsere Vorstellung beflügeln können: Unser Körper besteht aus 70 bis 80 Billionen Zellen. In jeder Zelle laufen pro Sekunde 100.000 Stoffwechselvorgänge ab. Damit wir gesund bleiben können, müssen für unsere Zellen alle notwendigen Nähr-, Schutz- und Reparaturstoffe bzw. deren Bausteine zur Verfügung stehen. Mikronährstoffe helfen, die Makronährstoffe einzubauen und zu »verarbeiten«. Sie sind beteiligt an der Produktion von Hormonen und Enzymen und haben Einfluss auf unser Wachstum, unseren Energiekreislauf, die Zellfunktion und den Zellschutz. Sie helfen beim Entgiften, Aufbauen und Regenerieren.

Die Beschwerden unserer weniger fitten Zwillingsschwester werden gewöhnlich mit bestimmten Mikronährstoffmängeln in Verbindung gebracht:

- Ihre Infektanfälligkeit weist u. a. auf einen Mangel an den Vitaminen A und C hin. Beide Vitamine stärken das Immunsystem, helfen, Eindringlinge wie Bakterien und Umweltgifte abzuwehren, und sind an 15.000 Stoffwechselprozessen beteiligt.
- Die Verstopfung kann mit einem Magnesiummangel zusammenhängen. Magnesium ist ein Multitalent, das über 300 Abläufe in der Zelle unterstützt.
- Ihre brüchigen Haare und Nägel können von einem Mangel an den Spurenelementen Silizium und Eisen herrühren.
- Ihr schlechter Schlaf und ihre schwachen Nerven lassen auf einen Mangel an B-Vitaminen schließen.

Mit den Tabellen auf den folgenden Seiten erhältst du einen guten Überblick über die Funktionen der wichtigsten Mikronährstoffe in unserem Körper.

Mikronährstoffe im Überblick

Mikronährstoffe werden eingeteilt in folgende Stoffgruppen: Vitamine, Mineralstoffe und Spurenelemente, sekundäre Pflanzenstoffe, essenzielle Aminosäuren und essenzielle Fettsäuren.

Vitamine

Vitamine (Seite 20) regulieren unsere gesamten Stoffwechselprozesse. Sie sind an der Energiegewinnung aus Kohlenhydraten, Fetten und Eiweiß beteiligt und haben einen Anteil am Aufbau von Hormonen, Enzymen und Blutzellen. Spezielle Vitamine wirken auch antioxidativ und können freie Radikale unschädlich machen.

Mineralstoffe und Spurenelemente

Mineralstoffe und Spurenelemente (Seite 21) regulieren unseren Wasser- und Elektrolythaushalt. Damit nehmen sie Einfluss auf unseren Gefäßtonus, unsere Nerven- und Muskelfunktionen. Sie sind verantwortlich für unseren Säure-Basen-Haushalt und unterscheiden sich lediglich in der Menge, die für unsere Gesundheit wichtig ist.

Der Zustand unserer Knochen und Zähne ist abhängig von unserer Versorgung mit Mineralstoffen. Wir benötigen sie für die Blutgerinnung und die Reifung unserer Blutzellen. Zudem sind sie Bestandteile von Hormonen und Enzymen und daher für unseren Stoffwechsel unentbehrlich.

Wozu brauchen wir die Vitamine?

Vitamine (inklusive weiterer Bezeichnungen)	Wirkung
Vitamin A Betacarotin (Vorstufe von Vitamin A), Retinol	gehört zu den fettlöslichen Vitaminen, es ist wichtig für die Haut, die Schleimhäute, den Sehvorgang, den Glucose- und Insulinstoffwechsel. Die Schutzfunktion der Schleimhäute der Lunge ist von Vitamin A abhängig. Vitamin A hat einen großen Einfluss auf unsere zelluläre Abwehr und ist wichtig für den Eisenstoffwechsel. Darüber hinaus hat es eine wichtige Funktion in der Reproduktion und für das embryonale Wachstum.
Vitamin B_1 (Thiamin)	zentrales Vitamin für den Kohlenhydrat- und Energiestoffwechsel in den Zellen. Wichtig für die Erregung und Reizleitung im Nervensystem, ist an der Produktion der Nervenbotenstoffe beteiligt
Vitamin B_2 (Riboflavin)	wichtiger Bestandteil unseres Immunsystems bei der Abwehr von bakteriellen Infektionen und Tumorzellen, hat eine zentrale Funktion im Kohlenhydrat-, Fett- und Eiweißstoffwechsel, schützt unsere Augen, hat antioxidative Eigenschaften
Vitamin B_3 (Niacin)	schützt Zellen, Haut, Schleimhäute und Nerven, reguliert den Blutzuckerspiegel, wirkt sich positiv auf unseren Fettstoffwechsel aus, ist wichtig für die Energiegewinnung und für Reparaturmechanismen unserer Gene
Vitamin B_5 (Pantothensäure)	fördert die Wundheilung, ist wichtig für die Synthese von Vitamin A und verschiedenen Hormonen, wirkt regulierend auf den Fett- und Kohlenhydratstoffwechsel
Vitamin B_6	wichtige Funktion im Eiweißstoff-, Fett- und Kohlenhydratwechsel, bei der Synthese von Botenstoffen im Gehirn, bei der Energiegewinnung, im Nerven- und Immunsystem, hilft bei der Vernetzung von Kollagen und Elastin
Vitamin B_7 (Biotin, Vitamin H)	wichtiger Bestandteil des Kohlenhydrat-, Protein- und Fettstoffwechsels, elementar für gesunde Haut und Haare, spielt eine Rolle bei der Genregulation
Vitamin B_9 (Folsäure)	wichtig für eine normale Entwicklung des Embryos, beteiligt an Zellteilung und Wachstum, baut Homocystein ab, das die Blutgefäße schädigen kann, und beugt somit Arteriosklerose vor
Vitamin B_{12} (Cobalamin)	wichtig für Zellwachstum und Zellteilung, Blutbildung, kognitive Leistung, bei einem Mangel kann es zu neurologischen Ausfällen und zu einer Blutarmut kommen. Vitamin B_{12} und Folsäure sind aufeinander angewiesen.

Vitamine (inklusive weiterer Bezeichnungen)	Wirkung
Vitamin C Ascorbinsäure	wasserlösliches Antioxidans, ist wichtig für den Aufbau des Bindegewebes (Kollagen), stärkt das Immunsystem, wirkt antithrombotisch und blutdrucksenkend, verbessert die Aufnahme von Eisen
Vitamin D	ist ein fettlösliches Vitamin, hilft bei der Absorption von Calcium, wichtig für den Knochenstoffwechsel, erhöht die Widerstandsfähigkeit gegen Infekte, stärkt die Herzleistung, reguliert den Blutdruck, wirkt gegen depressive Verstimmungen
Vitamin E (Tocopherol, Tocotrianol)	ist ein fettlösliches Vitamin und Antioxidans und schützt somit vor freien Radikalen vor allem im Fettstoffwechsel, hat eine antientzündliche und antithrombotische Wirkung, beugt der Hautalterung vor. Tocopherol ist Bestandteil aller biologischen Membranen.
Vitamin K Gruppe von Substanzen	ist ein fettlösliches Vitamin, wichtig für die Blutgerinnung, die Festigkeit der Knochen, regeneriert Knorpel, ist cholesterinsenkend, beugt Arteriosklerose vor.

Wie wirken Mineralstoffe und Spurenelemente?

Mineralstoffe	Wirkung
Ferritin, Eisen	Sauerstofftransport und Funktion der Muskulatur, Kollagensynthese, Haare, wirkt als Antioxidans, wichtig für die Blutbildung
Natrium	wirkt blutdruckregulierend, beeinflusst unseren Wasserhaushalt, aktiviert Enzyme
Kalium	zentrale Funktion bei der Erregung von Nerven- und Muskelzellen, der Kontraktionskraft der Muskeln, insbesondere des Herzmuskels, senkt den Blutdruck, reguliert den Säure-Basen-Haushalt, hält das Zellvolumen aufrecht
Kalzium	Festigkeit von Knochen und Zähnen, Steuerung der Muskelkontraktion, Blutgerinnung, wirkt regulierend auf die Insulinausschüttung
Magnesium	ist an mehr als 300 Stoffwechselschritten beteiligt, schützt das Herz, führt zu mehr innere Ruhe, entspannt die Muskulatur, steigert die Belastbarkeit, bestimmt die Qualität der Kraftwerke (Mitochondrien) in der Zelle
Phosphat	spielt eine wichtige Rollte im Knochenstoffwechsel, wirkt regulierend auf den Enzym- und Hormonhaushalt, steigert die Leistungsfähigkeit
Schwefel	Reparatur von Zellen und Gewebe, stärkt das Immunsystem gegen Bakterien, Entgiftung, Strukturmolekül für Bindegewebe, Haut und Haare

Spurenelemente	**Wirkung**
Chrom (III)	reguliert Insulin, die Aufnahme von Blutzucker in die Zellen, hat eine zentrale Funktion im Fett- und Eiweißstoffwechsel
Cobalt (Bestandteil von Vitamin B_{12})	Bildung roter Blutkörperchen, Zellteilung, Zellwachstum
Jod	Bestandteil von Hormonen (Schilddrüse), wichtig für die geistige und körperliche Entwicklung, kognitive Fähigkeiten, Energiestoffwechsel
Kupfer	Energiegewinnung der Zellen mit Sauerstoff (Zellatmung), Bestandteil des Antioxidans Superoxid-Dismutase, das vor freien Radikalen schützt, wichtig für die Eisenverwertung und das Bindegewebe
Mangan (Cofaktor von mehr als 60 Enzymen)	wichtig für die Blutgerinnung, den Energiestoffwechsel, schützt vor freien Radikalen (Antioxidans)
Molybdän	wird für den Stoffwechsel von schwefelhaltigen Aminosäuren und der Harnsäure benötigt, wichtig für den Transport und die Speicherung von Eisen
Selen	hilft bei Entgiftung, wichtig für ein funktionierendes Immunsystem, aktiviert das Schilddrüsenhormon, wirkt entzündungshemmend, verzögert den Alterungsprozess
Silizium	wichtig für Spannkraft und Feuchtigkeit des Bindegewebes, Haut, Haare und Nägel sowie für die Elastizität der Gefäße
Zink (ist an über 300 Stoffwechselprozessen beteiligt)	wichtig für ein starkes Immunsystem, wirkt gegen freie Radikale, ist an mehr als 300 Enzymen beteiligt, wichtig für Haare und Nägel, wichtig für den Vitamin-A-Stoffwechsel, reguliert die Wundheilung

Sekundäre Pflanzenstoffe

Als sekundäre Pflanzenstoffe werden bestimmte Duft-, Farb- und Aromastoffe in Pflanzen bezeichnet. Es wird vermutet, dass es bis zu 100.000 verschiedene davon gibt. Sie gelten nicht als essenziell für unseren Organismus, aber als wichtig. Nur wenige sind bisher genauer untersucht und ihre positiven Wirkungen für die Gesundheit belegt. Aus Beobachtungsstudien werden ihnen eine ganze Reihe von positiven Effekten zugeschrieben: Sie sind antioxidativ, blutdrucksenkend, antibiotisch und gut für die Konzentration.

Die Duft-, Farb- und Aromastoffe haben nicht nur innerhalb der Pflanzenwelt ihre Funktion, sondern auch eine Bedeutung für uns. Es sind die sekundären Pflanzenstoffe in den Lebensmitteln, die uns mit bunten Farben und intensivem Geschmack Appetit machen und zugreifen lassen. Folgen wir unseren natürlichen Instinkten, greifen wir automatisch zu dem, was uns guttut.

In der Tabelle (siehe unten) sind die bekanntesten Vertreter der sekundären Pflanzenstoffe aufgeführt.

Warum sekundäre Pflanzenstoffe so gesund sind

Sekundäre Pflanzenstoffe	enthalten in	Wirkung
Carotinoide (Betacarotin, Lykopin, Lutein)	gelben, orangen oder roten Farbstoffen wie Betacarotin, Astaxanthin, Zeaxanthin, Lykopin in Karotten, Paprika, Spinat, Grünkohl, Aprikosen, Kürbis, Melone, Tomate und Mais	wirken gegen freie Radikale, wichtig für eine gute Sehfunktion, steigern die Infektabwehr
Saponine	Hülsenfrüchten, Spargel, Spinat	wirken gegen Bakterien und Pilze
Phytosterine/Phytosterole	Nüssen, Sonnenblumenkernen, Sesam, Hülsenfrüchten, Soja	hemmen die Cholesterinaufnahme im Darm, regulieren dadurch den Cholesterinstoffwechsel, haben einen positiven Effekt auf die Prostata
Polyphenole	Resveratrol in roten Weintrauben	wirken entzündungshemmend, blutdrucksenkend, fangen freie Radikale ab
Flavonoide (Betacarotin, Lykopin, Lutein)	roten, blauen oder violetten Farbstoffen (Antocyanen) in Beeren, Rotkohl, Roter Bete und Aronia	wirken antiallergisch und entzündungshemmend, stärken das Immunsystem

Sekundäre Pflanzenstoffe	enthalten in	Wirkung
Phenolsäuren (Ellag-, Kaffeesäure)	Kaffee, Tee, Nüssen, Grünkohl	fangen freie Radikale ab und wirken entzündungshemmend, sollen auch gegen Demenz wirken
Proteaseinhibitoren	Kartoffeln, Hülsenfrüchten, Getreide	sollen als Blutgerinnungshemmer wirken und den Blutdruck regulieren
Monoterpene	Zitrusfrüchten, Weintrauben, Minze, Kümmel, Koriander	positiver Einfluss auf die Verdauung
Phytoöstrogene (Isoflavonoide)	Soja oder Leinsamen	wirken bei Wechseljahresbeschwerden
Sulfide (Allicin)	Allicin in Knoblauch, Zwiebeln, Schnittlauch	wirken gegen Bakterien und Pilze, regulieren die Blutgerinnung, fangen freie Radikale ab
Glucosinolate	scharfschmeckenden Stoffen in Kohl, Kohlrabi, Steckrübe, Sauerkraut, Rettich, Radieschen, Senf, Kresse	fangen freie Radikale ab, wirken antientzündlich

Essenzielle Aminosäuren und essenzielle Fette

Beide Nährstoffarten liefern Energie, also Kalorien, und gehören deshalb nicht im strengen Sinne zu den Mikronährstoffen. Allerdings sind sie essenziell für den Körper, d. h., sie müssen mit der Nahrung aufgenommen werden, weil der Körper sie nicht selbst herstellen kann. Deshalb haben wir sie hier mit aufgenommen.

Essenzielle Aminosäuren Um die körpereigenen Proteine herzustellen, benötigt der Körper 21 Aminosäuren als Bausteine. Einige dieser Aminosäuren können aus Vorstufen gebildet werden, andere sind essenziell, wie L-Valin, L-Leucin, L- Isoleucin, L-Phenylalanin, L-Tryptophan, L-Methionin, L-Threonin und L-Lysin.

Es gibt auch Aminosäuren, die bedingt essenziell sind. Diese können zwar grundsätzlich vom Körper gebildet werden, unter bestimmten Bedingungen kann jedoch die Eigensynthese nicht ausreichen, so bei Erkrankungen, bei erhöhtem Bedarf z. B. im Leistungssport, nach schweren Operationen, in besonderen Stresssituationen. Zu den bedingt essenziellen Aminosäuren zählen: L-Arginin, L-Glycin, L-Cystein, L-Glutamin, L-Tyrosin, L-Serin und Taurin.

Wenn unser Körper nicht alle Aminosäuren zur Verfügung hat, können sich ernsthafte Probleme zeigen, z. B. depressive Verstimmungen, Gewichtsverlust, Leistungsschwäche, Reduzierung der Muskelkraft, Störung des Hormonhaushalts und des Wachstums.

Essenzielle Fettsäuren Zu den essenziellen Fettsäuren gehören die mehrfach ungesättigten Fettsäuren Linolsäure (Omega-6) und α-Linolensäure (Omega-3). Aufgrund ihrer chemischen Struktur können sie vom menschlichen Körper nicht in ausreichender Menge selbst gebildet werden. Sie sind ein wesentlicher Bestandteil der Zellmembran und Ausgangsprodukt für die Produktion von Hormonen und spielen bei der Entwicklung des Gehirns und des Nervensystems sowie der Blutgerinnung eine wichtige Rolle.

Prinzipiell benötigen wir sowohl Omega-6- als auch Omega-3-Fettsäuren. Omega-6 sorgt dafür, dass Blut gerinnt und Wunden sich verschließen. Es fördert die Entzündung und sorgt damit dafür, dass vermehrt Abwehrzellen in bestimmte Regionen gelangen, um Eindringlinge abzuwehren. Sie sind ein wichtiger Bestandteil der Immunabwehr. Omega-3 hingegen fährt die Abwehr wieder herunter, hemmt die Entzündung und senkt den Blutdruck.

Das Verhältnis der beiden Fettsäuren ist für unsere Gesundheit damit von entscheidender Bedeutung. Ideal wäre ein Verhältnis Omega-6 zu Omega-3 von 3:1. Leider haben wir mit unserer westlichen Ernährungsweise zurzeit ein Verhältnis von Omega-6 zu Omega-3 von 8:1 oder schlechter. Das Verhältnis ist von zentraler Bedeutung, da beide Fettsäuren um die gleichen Stoffwechselprozesse konkurrieren. Haben wir zu viel Omega-6, steigt unser Risiko für Thrombosen und Entzündungen deutlich an.

Beschwerden und Krankheiten vorbeugen

Mikronährstoffmangel führt auf Dauer zu einer Negativkaskade: Aus harmlosen Beschwerden können ernste Krankheiten entstehen. Daher sorge am besten rechtzeitig vor!

Einmal habe ich eine Frau, Mitte 50, sagen hören: »Gott sei Dank habe ich nur Schmerzen in meinen Händen und nicht Krebs, wie so viele in meinem Alter.«

Es ist ein Irrglaube, zu denken, mit dem kleineren Übel sei man auf der sicheren Seite. Dem ist nicht so. Besser wäre es, das kleinere Übel als den Beginn einer Abwärtsspirale zu erkennen und die Notbremse zu ziehen, bevor sich eine schlimmere chronische Krankheit manifestiert. Seit mehr als zwei Jahrzehnten wird Mikronährstoffmangel von Experten als eine der Hauptursachen von Zivilisationskrankheiten gesehen.

Mikronährstoffmangel – Ursache von Zivilisationskrankheiten

Um die Bedeutung von Mikronährstoffen für die Gesundheit zu verstehen, muss man den Zeitfaktor berücksichtigen. Während ein Mangel an Makronährstoffen schnell als Hunger spürbar ist und innerhalb von Wochen zum Hungertod führen kann, verhält es sich beim Mikronährstoffmangel anders.

Hier bleiben schnelle, drastische Folgen aus. Einen gelegentlichen Mangel an Mikronährstoffen verkraften wir problemlos und die Symptome eines beständigen Mikronährstoffmangels zeigen sich erst allmählich. Der Prozess kann sich über Jahrzehnte hinziehen.

Die Funktionseinbußen beginnen langsam und schleichend, z. B. in Form von Verstopfung, brüchigen Nägeln, Infektanfälligkeit und Allergien. Später, meist ab einem Alter von 40 Jahren, kommen dann heftigere Symptome wie Gelenkschmerzen in Knien und Fingern, Muskelschmerzen, starker Energiemangel, Rückenschmerzen und Übergewicht hinzu.

Tatsächlich aber sind auch diese so genannten »Zipperlein« nur eine Stufe der Negativkaskade. Es ist immer noch kaum bekannt, dass diese Beschwerden schon deutliche Anzeichen dafür sein können, dass im Körper ein Prozess abläuft, der uns vorzeitig altern lässt und dann nach zwei Jahrzehnten »plötzlich« schwere Zivilisationskrankheiten auslösen kann, wie Diabetes mellitus, Rheuma, Infektionen, Arthritis, Stoffwechselerkrankungen, Herz-Kreislauf-Erkrankungen, Arterienverkalkung, Bluthochdruck, Burnout, Erschöpfung (Fatigue), Autoimmunerkrankungen, Krebs und auch Demenz.

Der Kampf um die Mikronährstoffe

Ein jahrelanger Mikronährstoffmangel ist für den Gesamtstoffwechsel des Körpers ungefähr so, wie wenn ein Auto nicht so gewartet wird, wie es notwendig wäre.

Stell dir vor, dein neues Auto glänzt und blitzt und es läuft wie geschmiert. Du möchtest sparen und lediglich Benzin, die Steuer und die Versicherung zahlen. Du lässt dein Auto nicht regelmäßig warten und machst nur das Allernötigste.

Wenn neue Reifen fällig sind, tauscht du sie nicht gleich aus, sondern fährst volles Risiko mit »Glatzköpfen« weiter und hoffst, dass es keiner merkt und es für niemanden gefährlich wird. Auch den Ölwechsel machst du viel zu spät und riskierst damit einen Kolbenfresser. So verkommt dein Auto immer mehr und viel schneller, als es eigentlich sein müsste. Irgendwann »pfeift es aus dem letzten Loch« und du hast bei jeder Reise Angst, stehen zu bleiben.

So wie mangelnde Wartung das Auto in seiner Funktionalität und Haltbarkeit einschränkt, wirkt sich ein Mikronährstoffmangel auf unseren Körper aus. Wenn aufgrund einer ungesunden Ernährung Mikronährstoffe knapp sind, wandern sie vorrangig dorthin, wo sie unmittelbar zum Überleben gebraucht werden. Nachrangige Stoffwechselprozesse laufen immer fragmentarischer ab. Wohin das führt, wirst du nun erfahren.

Mikronährstoffmangel schädigt die Zellen

Welche Arbeit bleibt nun bei dauerhaftem Mikronährstoffmangel regelmäßig auf der Strecke, d. h. wird unzureichend durchgeführt oder verschoben? Es ist der Schutz und die Reparatur der Zellen. Werden sie nicht gut gewartet, können überall im Körper sogenannte »stille Entzündungen« entstehen, die sich wie Schwelbrände unbemerkt ausbreiten. Sie gelten mittlerweile als die Hauptursache der meisten Zivilisationskrankheiten.

Bei Entzündungen denken wir zunächst an so etwas Offensichtliches wie entzündete Schnittwunden. Stille Entzündungen sind ebenfalls Verletzungen, aber sie finden zunächst unbemerkt im Körperinneren und in einem winzig kleinen Maßstab statt. Sie können überall im Körper auftreten. Konkret schädigen sie die Strukturen unserer Zellen und können schließlich auch das genetische Material in den Chromosomen der Zellen angreifen. Die Zellen sterben ab oder entarten unter Umständen zu Krebszellen.

Freie Radikale und die Wirkung von Antioxidanzien

Wenn wir den Prozess noch genauer unter die Lupe nehmen, finden wir als die Hauptverursacher dieser Zellschäden die sogenannten freien Radikale. Sie sind ein normales Produkt unseres Stoffwechsels und werden als zentraler Teil der Abwehrreaktion des Immunsystems gebildet. Damit werden Eindringlinge wie Viren und Bakterien unschädlich gemacht. Sie erfüllen also im Grunde eine außerordentlich wichtige Funktion und helfen uns zu überleben. Diese Aktionen sind jedoch nur dann erfolgreich, wenn unser Körper die freien Radikale nach getaner Arbeit neutralisieren kann, wenn er also die Abwehrreaktion wieder »herunterfahren« kann.

Wie dieser Neutralisierungsvorgang abläuft, wissen wir aus dem Chemieunterricht unserer Schulzeit: Freie Radikale sind ja jene Moleküle, denen ein Elektron auf der äußeren Schale fehlt und die deshalb versuchen, irgendwoher eines zu bekommen. Verläuft alles planmäßig, sind sogenannte Antioxidanzien zur Stelle, die gerne ein Elektron abgeben. Das Gute an Antioxidanzien ist, dass sie ein Elektron abgeben können, ohne selbst zu einem Radikal zu werden. Stehen genügend Antioxidantien zur Verfügung, werden die freien Radikale neutralisiert und der Organismus bleibt gesund.

Wer sind diese Retter? Sie rekrutieren sich aus den verschiedenen Gruppen der Mikronährstoffe, die wir aus den Tabellen schon kennen. Ihre prominentesten Vertreter sind:

- die Vitamine B, C und E
- die Mineralstoffe Selen, Zink, Kupfer und Mangan
- sekundäre Pflanzenstoffe: Carotinoide (Betacarotin), Lycopin und Lutein sowie Astaxanthin und Zeaxanthin

Oxidativer Stress

Stehen nicht genügend Antioxidanzien zur Verfügung, holen sich die freien Radikale ihre Elektronen aus den Strukturen unserer Zellen überall im Körper.

Wenn die Zellen dauernd angegriffen werden und nicht mehr repariert werden können, kommt es zu einem »Zelluntergang«. Findet er in großem Ausmaß und über längere Zeit statt, ist ein unkontrollierter Entzündungsprozess, auch oxidativer Stress genannt, die Folge.

Im Grunde sind diese stillen Entzündungen wie tickende Zeitbomben. Je länger und je stärker das Ungleichgewicht zugunsten der freien Radikale besteht, umso mehr und schneller altern wir und können an Krebs oder neurodegenerativen Erkrankungen wie Alzheimer oder Parkinson erkranken.

Mit Nährstoffmangel schädigen wir unseren Körper genauso wie mit Umweltgiften und machen ihn darüber hinaus anfälliger für alle Arten von Angriffen von außen, die das Erbgut schädigen und Krebs fördern.

Hochproblematisch ist das Übermaß an freien Radikalen für unser Immunsystem. Durch die Dauerattacken auf unsere Zellen ist das Immunsystem niederschwellig dauernd aktiviert und kann dann in seiner Funktionstüchtigkeit zu eingeschränkt sein, um sich erfolgreich dem Kampf zum Beispiel gegen Viren zu stellen.

Standardernährung verstärkt oxidativen Stress

Das vermehrte Auftreten von freien Radikalen und die Daueraktivierung des Immunsystems ist die Folge eines ungesunden Lebensstils: von zu wenig Bewegung, Rauchen, Trinken, zu starker Sonnenbestrahlung und vor allem psychischem Stress. Die größte Rolle spielt bei den meisten Menschen jedoch die Ernährung. Die Standardernährung enthält nicht nur zu wenig Antioxidanzien, sie trägt darüber hinaus entscheidend dazu bei, dass überhaupt mehr freie Radikale und stille Entzündungen entstehen.

Als **Standardernährung** definieren wir eine überwiegend hochprozessierte Kost, die zu viel Zucker und Kohlenhydrate, zu wenig Ballaststoffe, zu wenig gute Fette, Proteine in Form von tierischen hocherhitzen Produkten, zu wenig Mikronährstoffe und zu viele Kalorien enthält.

Wirkung freier Radikale

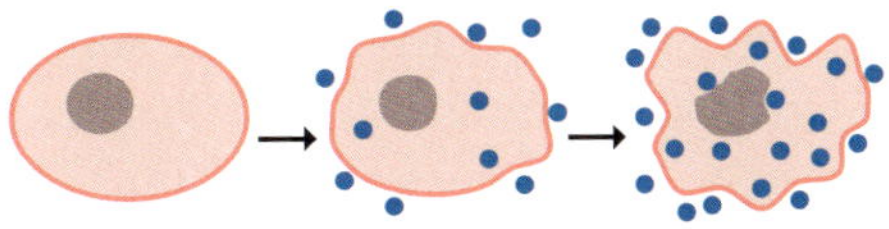

Antioxidanzien helfen gegen freie Radikale

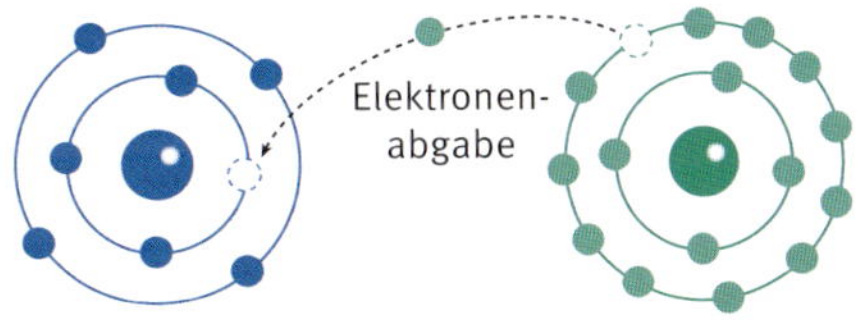

Mit dieser Ernährung schaffen wir ein Milieu im Körper, das das Entzündungsgeschehen weiter anfacht. Hier die konkreten Folgen einer Standardernährung:

Die Nährstoffaufnahme ist beeinträchtigt Eine solche Kost beeinträchtigt insbesondere unser Darmmilieu. Sie kann zu einer Fehlbesiedelung des Darms führen. Darmbakterien haben die Aufgabe, Nahrungsbestandteile aufzuschließen, sodass die Nährstoffe ins Blut aufgenommen werden können und den Zellen zur Verfügung stehen. Darmbakterien spielen auch bei der Produktion einiger Vitamine eine entscheidende Rolle. Ist die Diversität der Darmflora zu gering und enthält sie zu viel ungünstigen Darmbakterien, verläuft die Nährstoffaufnahme nicht optimal, bestimmte Vitamine können nicht gebildet werden. Durch den Nährstoffmangel stehen dann zu wenig Schutz- und Reparaturstoffe für die Zellen und für das Immunsystem zur Verfügung.

Löchriger Darm Durch eine falsche Ernährung kann sich auch die Darmwand entzünden, sodass sie »löchrig« wird (Leaky Gut). Das führt wiederum dazu, dass Toxine und schädliche Stoffe durch die Darmwand in den Blutstrom gelangen, die überall im Körper zu Entzündungen führen und das Immunsystem dauerhaft auf den Plan rufen und damit überfordern.

Das Immunsystem ist auch durch das falsche Mikrobiom geschwächt Das Mikrobiom (die Darmflora) hat darüber hinaus eine große Bedeutung für das Immunsystem, da sich 80 Prozent der Immunzellen in der Darmwand, also in unmittelbarer Nähe zu den Darmmikroben befinden. Die Funktionsfähigkeit unserer Immunabwehr hängt von der Vielfältigkeit unseres Mikrobioms ab.

Hoher Blutzuckerspiegel Als besonders ungünstig hat sich ein anhaltend hoher Blutzuckerspiegel (Hyperglykämie) erwiesen. Evolutionsbedingt hat unser Körper nur einen sehr kleinen Speicher für Kohlenhydrate, da Kohlenhydrate in der Evolution nur sehr selten zur Verfügung standen. Durch die Zufuhr von zu viel und falschen Kohlenhydraten (z. B. in Nudeln, Brot, Kartoffeln) bringen wir unsere kleinen Kohlenhydratspeicher regelmäßig zum Überlaufen. Der Kohlenhydrat-Tsunami führt zu Stoffwechselstress und zur Freisetzung von entzündungsfördernden Gewebshormonen, die wiederum die Bildung von freien Radikalen fördern.

Übergewicht Wer zu schwer ist, hat nicht nur viel zu schleppen, sondern hat meist auch ein großes Problem mit stillen Entzündungen. Vor allem das überschüssige Fett in der Bauchregion produziert Entzündungsbotenstoffe, die sich über das Blut im gesamten Körper verteilen. Übergewicht wird bei Virusinfektionen auch deshalb zum Problem, weil es dann zu einer dramatischen Überreaktion des

Immunsystems kommt, welches sich nicht mehr »herunterregulieren« lässt.

Konservierungsstoffe Konservierungsstoffe in Nahrungsmitteln sind äußerst kritisch für unser Darmmilieu. Sie verhindern nicht nur die Vermehrung und Ansiedlung von Keimen in den Nahrungsmitteln, sondern wirken sich genauso feindlich auf unsere Darmbakterien aus.

Tierische Produkte Fleisch, insbesondere Schweinefleisch, enthält zu viele ungünstige Fette (Arachidonsäure!) und Proteine, die die Entstehung von Entzündungsstoffen fördern. Außerdem entstehen durch die Erhitzungsvorgänge bei der Verarbeitung von Fleisch und Milch die gefürchteten Transfette, die zu Ablagerungen in den Gefäßen führen, das Immunsystem weiter anheizen und die Ursache für Herz-Kreislauferkrankungen sind.

Entzündungshemmende Lebensmittel sind der Schlüssel

Wir wollen also unserem Immunsystem alles liefern, was es für seine Arbeit braucht, und ihm gleichzeitig ein optimales Arbeitsumfeld dafür schaffen, die stillen Entzündungen weitestgehend zu eindämmen. Ob wir sie komplett »löschen« können, hängt auch davon ab, ob wir es schaffen, entzündungsfördernde Lebensmittel weitgehend zu meiden.

Kurzgefasst kann man sagen: Entzündungshemmende Lebensmittel sind reich an Schutz- und Reparaturstoffen (v.a. an Antioxidanzien), Ballaststoffen, Vitaminen, Mineralien, besten Fetten (v.a. Omega-3-Fettsäuren) und bestem Eiweiß.

All das finden wir reichlich in der naturbelassenen pflanzenbasierten Ernährung: in Gemüse, Obst, Nüssen und Saaten, fermentierten Lebensmitteln, Algen, Sprossen und Keimlingen sowie in Gräsern. Im Grunde dreht sich dieses ganze Buch um die Frage, wie du es schaffst, deine Grundversorgung mit diesen hochwertigen Lebensmitteln sicherzustellen.

Wir richten dabei unseren Fokus nicht nur auf die Lebensmittel, sondern auch auf die Zubereitung. Die Lebensmittel sollten nicht industriell verarbeitet oder behandelt sein. Erwärmen oder Garen sollte die Ausnahme sein. Am wirkungsvollsten sind die Lebensmittel unerhitzt.

Die Grafik (Seite 33) zeigt dir auf einen Blick, welche Vorteile bei einem Umstieg auf mehr entzündungshemmende Lebensmittel auf dich warten: Unsere »Standardkost« (links) kann uns nicht vor chronischen Krankheiten und Infektanfälligkeit bewahren, ganz einfach, weil ihr vieles fehlt, was das Immunsystem und das Körpermilieu gesund erhält, und weil sie chronische Entzündungen fördert.

Bei einer Ernährung mit entzündungshemmenden Lebensmitteln sammelst du hingegen mit jedem Bissen in jeder Hinsicht Pluspunkte für ein langes Leben bei bester Gesundheit. Von einer Normalkost kommend, haben wir also große Möglichkeiten zur Verbesserung.

Selbstheilung durch Wissen

Es bleibt alles graue Theorie, solange wir nicht selbst erleben, wie positiv wir uns körperlich verwandeln, wenn wir genügend von den richtigen natürlichen Lebensmitteln zu uns nehmen.

Erst im Nachhinein können wir dann ermessen, wie lebenswichtig die Mikronährstoffe in ihrer Vielfalt tatsächlich sind und wie unterversorgt wir damit waren, wo wir uns doch vielleicht sogar – gemessen an anderen – noch relativ vernünftig ernährt hatten.

Wenn das Wissen über eine natürliche hoch mikronährstoffreiche Ernährung verbreiteter wäre, könnten mehr Menschen das große Potenzial der Selbstheilung nutzen.

Hier ein paar Beispiele aus dem realen Leben:

- Im Training erzählt eine 45-jährige Teilnehmerin, dass sie vieles nicht mitmachen könne, weil ihre Hand- und Fußgelenke entzündet seien und sie diese nicht gut belasten könne. Sie hat auch eine Begründung: »Man wird eben nicht jünger.« Alle anderen stimmen zu und erzählen ihrerseits von ihren Zipperlein. Wäre das Wissen über Mikronährstoffe Standard, würde die Trainerin vielleicht sagen: »Dir fehlt es höchstwahrscheinlich an Mikronährstoffen. Trink mal jeden Tag einen Liter grüne Smoothies. Mir hat das auch geholfen.«
- Ein Mann mit zweimaliger Krebserkrankung erklärt: »Ernährung interessiert mich halt nicht, dafür fahre ich jetzt jeden Tag eine Stunde Rad. Man kann ja nicht alles machen.« Hätte er das Wissen darüber, wie dramatisch Mikronährstoffe das Krebsgeschehen beeinflussen, wüsste er, dass Bewegung zwar sehr wichtig ist, er damit jedoch eine ungesunde Ernährung nicht ausgleichen kann.
- Eine 55-jährige Frau leidet unter diffusen Schmerzen und Verspannungen überall im Körper, gleichzeitig leidet sie an Übergewicht. Weil sie nicht weiß, welchen Einfluss Mikronährstoffe auf ihre Krankheit haben, ist ihr einziges Ziel, das Übergewicht durch Kaloriensparen loszuwerden. Wenn sie um die Macht der Mikronährstoffe wüsste, könnte sie ihre Beschwerden wie auch ihr Körpergewicht gleichzeitig positiv beeinflussen.
- Sind Mikronährstoffe bei Burnout wichtig? Es gibt mittlerweile genügend Studien, die eindeutig belegen, dass bei Burnout die Psyche unter Nährstoffmangel leidet. Da helfen noch so viele Klinikaufenthalte mit rein psychologischen Therapien wenig.

Wie unterscheiden sich die verschiedenen Lebensmittel?

Standardkost entzündungsfördernd		**Mikronährstoffreiche Ernährung** entzündungshemmend
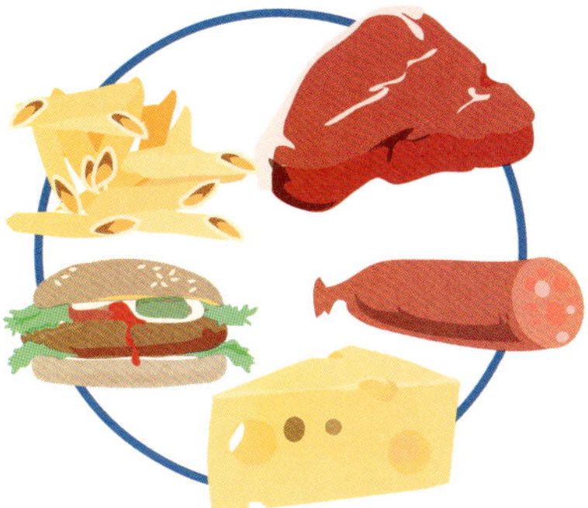		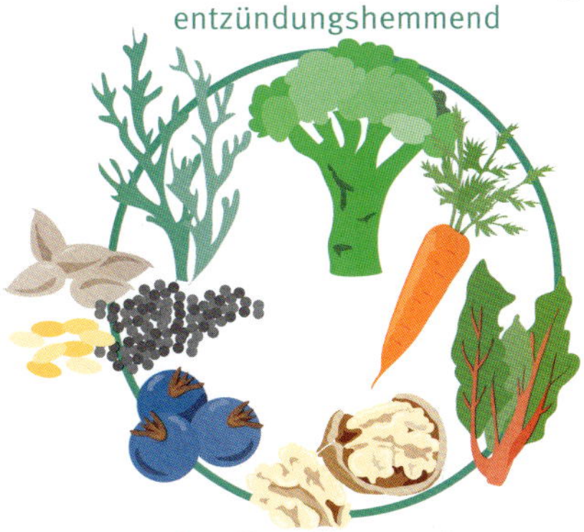
Fleisch, Wurst, Käse, Nudeln, wenig Gemüse		Gemüse, Blattgemüse, Beeren, Nüsse, Saaten, Algen
–	Vitamine	+
	Mineralien	
	Spurenelemente	
	Omega-3-Fettsäuren	
	Antioxidanzien	
	Ballaststoffe	
	beste Fette	
	bestes Eiweiß	
	beste Kohlenhydrate	
	frei von Konservierungsstoffen	
	Zubereitung kann ohne Erhitzen und deshalb ohne Nährstoffverluste erfolgen	

Steig einfach ein in die Mikronährstoff-Küche!

Warum ist die Bedeutung einer hoch mikronährstoffreichen natürlichen Ernährung so wenig bekannt? Hier meine Vermutungen:

1. Wir leben in einer niemals dagewesenen Essensfülle und können uns deshalb nur schwer vorstellen, dass es uns an etwas mangeln könnte.
2. Die Kochkost ist so stark kulturell verankert, dass wir das Erhitzen für unverzichtbar halten und auch nicht mehr seinen gesundheitlichen Einfluss hinterfragen: »Lass uns was kochen.« Es besteht auch eine große Angst, sich durch ein anderes Ernährungsverhalten sozial ins Abseits zu stellen.
3. Es gibt sehr wenige Ärzte, die über genügend eigene Erfahrungen verfügen, um entsprechende Anregungen zu geben. Besonders bemerkenswert ist, dass sogar Spezialisten für Mikronährstoffe nicht annähernd das Potenzial einer naturbelassenen, nicht erhitzten Ernährung erkennen.
4. Unsere modernen Ernährungsgewohnheiten haben uns so weit von einer gesunden Ernährung entfernt, dass wir unser intuitives Bedürfnis nach Frischkost verloren haben. Das Verlangen nach frischem Obst oder Gemüse geht immer weiter zurück.
5. Eine mikronährstoffreiche Ernährung muss (wieder) erlernt werden. Wir brauchen ein System, nach dem wir vorgehen können, und müssen ein paar moderne Zubereitungsmethoden beherrschen, damit uns der Umstieg auch Spaß macht.
6. Die Werbung vermittelt uns ein falsches Bild von gesunder Ernährung. Fertiggerichte werden als gesund beworben.

»Living Food« statt Nahrungsergänzungsmittel

Mikronährstoffe stecken in maximaler Fülle in Gemüse und Obst, Nüssen und Saaten, Algen, Fermentiertem und Sprossen. Aber auch nur dann, wenn man sie nicht (»tot«-)kocht, sondern vorwiegend roh bzw. kalt verarbeitet zu sich nimmt – als lebendige Nahrung oder Living Food. Denn nur so bleiben die Mikronährstoffe »lebendig« und am besten für uns verfügbar.

Steig mit uns jetzt ein in die Mikronährstoff-Küche, die dir alle Nährstoffe in optimaler Form bietet. Sie kann dir enorm helfen, die Hauptursache für vorzeitiges Altern und alle Zivilisationskrankheiten zu vermeiden: stille Entzündungen.

Sie kann jedoch noch mehr als das – sie hilft dir, dein Potenzial an Lebensenergie, Ausdauer, Schönheit, Wohlgefühl und mentaler Stärke auszuschöpfen und dein Immunsystem zu stärken.

Kann ich nicht einfach Nahrungsergänzungsmittel nehmen?

Nahrungsergänzungsmittel sind eine tolle Sache, um spezielle Lücken aufzufüllen oder etwas »Gas zu geben«, wenn Viren in Umlauf sind oder wenn man bereits krank ist. Oder um einen Mangel an Mikronährstoffen auszugleichen, den unsere Lebensmittel einfach aufgrund der ausgelaugten Böden aufweisen, wie das z. B. bei den Spurenelementen Selen und Zink der Fall ist. Bevor man Nahrungsergänzungsmittel zuführt, sollte man mit Hilfe einer Blutanalyse den genauen Bedarf bestimmen. Um eine mikronährstoffarme Grundversorgung dauerhaft auszugleichen, ist es jedoch keine gute und nachhaltige Strategie. Warum nicht?

Die Inhaltsstoffe in einem Lebensmittel sind aufeinander abgestimmt und haben in ihrer Gesamtheit additive und synergistische Effekte. Das ist das, was naturbelassene Lebensmittel so gesundheitsförderlich macht.

Wichtig ist auch, dass die Verdauung pflanzlicher Lebensmittel die Nährstoffe verlangsamt freisetzt. Dadurch können diese besser aufgenommen werden. Industriell gefertigte Nahrungsergänzungsmittel verhalten sich da anders. Auch besteht hier die Gefahr der Überdosierung.

Mit unserer Mikronährstoff-Küche liefern wir das »Gesamtpaket« der Vorteile, die uns eine pflanzenbasierte Ernährung bietet. Sie macht uns nicht nur satt und automatisch schlank, sondern hat einen großen präventiven und ernährungstherapeutischen Effekt. Denn, wie sagte Hippokrates: »Lass die Nahrung deine Medizin sein und Medizin deine Nahrung.«

Mikronährstoffe liefern zwar keine Energie, helfen jedoch unseren Zellen, die Makronährstoffe richtig zu verarbeiten, sie unterstützen die Energieproduktion in den zelleigenen Kraftwerken und bei allen Grundfunktionen. Sie aktivieren Enzyme und Hormone und unterstützen das Immunsystem. Sie helfen beim Entgiften, Aufbauen und Regenerieren.

Wir brauchen also beide gleichermaßen: Makro- und Mikronährstoffe. Sie sind wie zwei Seiten einer Medaille.

Warum die Mikronährstoff-Küche so genial ist

Es gibt viele Programme für eine gesündere Ernährung, jedoch keines, das so explizit auf die Stärkung des Immunsystems abzielt und dabei so auf Hebelwirkung und Einfachheit setzt wie die Mikronährstoff-Küche.

Mikronährstoffreiche Ernährung sorgt für schnelle Veränderungen, auch wenn wir erst mal nur wenige neue Rezepte in unseren bestehenden Speiseplan aufnehmen. Der Grund dafür ist die Hebelwirkung, die jedes einzelne Rezept hat.

Besonders effizient

Einen positiven Effekt wirst du schon nach der ersten Mahlzeit bemerken. Du fällst nicht mehr in das übliche Verdauungsloch und verspürst gleich mehr Lebensenergie. Über die Wochen und Monate wirst du feststellen, dass deine Zipperlein weniger werden. Über die Jahre wirst du merken, dass du widerstandsfähiger geworden bist. Du kannst in Bestform kommen und damit durch den Tag und durchs Leben tanzen.

Konsequent entzündungshemmende Lebensmittel: Die schnellen Effekte beruhen darauf, dass wir bei jedem Rezept konsequent auf entzündungshemmende Lebensmittel setzen, die vor Zellschäden bewahren und das Immunsystem stärken. Wir fokussieren uns ausschließlich auf das, was das Immunsystem unterstützt. Deshalb verzichten wir in unseren Rezepten vollständig auf tierische Produkte wie Fleisch, Fisch, Käse und Milch, die allesamt Krankheiten fördern können. Wer kein Fleisch isst, senkt sein Risiko für zahlreiche Erkrankungen – darunter auch Herz-Kreislauf-Erkrankungen und Krebs. Menschen, die sich vorwiegend pflanzlich ernähren, leiden außerdem seltener an zu hohem Blutdruck und zu hohem Cholesterin.

Auch meiden wir konsequent Nahrungsmittel, die Konservierungsstoffe enthalten, da sie unser Mikrobiom schädigen. Wir verwenden ausschließlich frische Lebensmittel aus der Gemüse- und Obstabteilung oder schonend getrocknete als haltbare Vorratslebensmittel.

Gelegentlich greifen wir auch zu sogenannten »Superfoods« wie z. B. Kakao. Superfoods sind echte Lebensmittel mit einer besonderen Zusammensetzung und einem besonders hohen Gehalt an wichtigen Vitalstoffen. Der Begriff umfasst aus naturheilkundlicher Sicht alle als nützlich erkannten Stoffe, seien es Makro- oder Mikronährstoffe.

Maximale Versorgung mit Mikronährstoffen und Enzymen durch kalte Verarbeitung: Um eine Hebelwirkung zu erzielen, setzen wir nicht nur auf hochwertige Lebensmittel, sondern auch auf eine besonders schonende Zubereitung, indem wir Erhitzung weitgehend vermeiden.

So können wir maximal von den Vitalstoffen und besonders auch von den Enzymen eines Lebensmittels profitieren. Enzyme stehen für die Lebenskraft schlechthin, sie sind die Katalysatoren bei allen Stoffwechselprozessen und bestimmen, wie vital wir im Leben stehen. Ohne Enzyme läuft nichts, kein Stoffwechselschritt kann funktionieren, kein Hormon wird gebildet. Durch Erhitzen über 42 Grad werden Enzyme inaktiv und Aminosäuren unbrauchbar. Es gäbe dazu viel zu sagen. Fassen wir es in einem einfachen, aber dramatischen Vergleich zusammen: Aus einem frischen Apfel kann ein Apfelbaum entstehen, aus einem Bratapfel nicht mehr.

Aktive Enzyme sind der am meisten übersehene Aspekt bei nahezu allen Ernährungskonzepten. Dabei sind sie es, durch die du mit jeder roh belassenen Mahlzeit deine Lebensenergie erhöhen kannst – anstatt dich ins Verdauungskoma zu stürzen. Wir wollen uns lebendig fühlen und essen deshalb Living Food.

Du bist, was du isst. Iss lebendig und du fühlst dich lebendig.

Schnell wieder in Fluss kommen: Unerhitzte Nahrung hat noch einen weiteren großen Vorteil gegenüber Kochkost: Sie versorgt uns mit bestem Zellwasser und erfrischt uns.

Wenn wir Brot, Spaghetti, Fleisch und Dessert essen, bringen wir viel feste Masse in unser System. Alles ist stark verarbeitet, hoch erhitzt und dehydriert. Die hohe Dichte baut einen gewissen Druck auf, sodass unsere Verdauungsorgane Schwerstarbeit leisten müssen. Denn alles muss erst einmal verflüssigt werden, damit unser Körper überhaupt etwas damit anfangen kann. Wir brauchen dazu viel körpereigene Flüssigkeit, was uns wiederum dehydriert. Deshalb fühlen wir uns mit Normalkost schnell voll und unbeweglich.

Wenn wir uns wieder frischer fühlen wollen, dann reicht Wasser trinken allein nicht. Der Königsweg ist es, mehr rohes Gemüse und Obst auf den Speiseplan zu setzen! Früchte verfügen noch über viel Zellflüssigkeit und rehydrieren uns schnell. Am deutlichsten ist der Effekt spürbar, wenn wir Gemüse und Obst in fein pürierter Form, am besten als Smoothie, zu uns nehmen.

Weckt die Intuition

Auf dem Weg zu einer besseren Gesundheit spielt unsere Intuition eine enorm wichtige Rolle. Living Foods wirken körperlich, emotional und mental sehr reinigend auf unser ganzes System, was all unsere Sinne sensibilisiert und unsere Intuition aktiviert.

Wenn wir rohe Früchte, Gemüse, Nüsse, Saaten, Meeresalgen, Sprossen, Heilpflanzen und Gräser essen, holen wir uns intuitiv das zurück, was uns verloren gegangen ist: unsere Beziehung zu unserem Körper. Der Körper lernt, was ihm guttut. Wir spüren wieder, dass wir ein Teil der Natur sind. In uns erwacht das Wissen, das uns dorthin führt, wohin wir gehen müssen. Die Intuition erwacht und leitet dich. So bringst du automatisch mehr und mehr Living Food in dein Leben. Je weiter du fortschreitest, umso leichter wird es dir fallen, auf Kurs zu bleiben.

Auch wenn wir vielleicht immer noch Pizza und Spaghetti brauchen, weil stärkehaltige Kohlenhydrate so süchtig machen: Es wird nach und nach weniger werden. Du wirst immer öfter Gedanken haben wie: »Jetzt brauche ich erst mal einen Apfel hinterher, um mich wieder lebendiger zu fühlen.«

Mit einer erwachten Intuition kann der Erfolg einer Ernährungsumstellung lang-

Immer nur kalt?

Auch wenn wir viel »raw« unterwegs sind, trinken wir gerne und viel heiße Elixiere und Tees. Wer vor den kalten Gerichten zurückschreckt, dem kann geholfen werden: Alle Zubereitungen in diesem Buch kannst du auch erwärmen oder »richtig« kochen. Die Speisen zunächst warm oder gekocht zu essen, kann ein wichtiger Zwischenschritt zu einer supergesunden Ernährung sein. Lass dich nicht aufhalten, in die richtige Richtung zu gehen – deine Intuition wird dich leiten!

fristig viel leichter gelingen und der gefürchtete Jo-Jo-Effekt vermieden werden.

Funktioniert ohne Verbote

Keiner hört gerne ein Nein. Insofern ist es nicht verwunderlich, dass die meisten Ernährungskonzepte scheitern, die aus Verboten und Kalorienbeschränkungen bestehen. Keiner lässt sich gerne sein Lieblingsspielzeug wegnehmen. Auch ist der Kampf mit der Entsagung wirklich anstrengend, da all das, worauf wir verzichten wollen, also Gluten, Milch und Fleisch, einen großen Suchtfaktor hat.

Noch dazu stellt sich bei Diäten zwangsläufig der Jo-Jo-Effekt ein: Wenn wir damit aufhören und wieder zu unserer alten Ernährungsform zurückkehren, werden wir über kurz oder lang unser Gewicht aus der Zeit vor der Diät übertreffen. Der Grund dafür ist, dass der Körper während der Mangeldiät Muskelmasse verloren hat, das heißt, er hat durch die Zeit des Mangels einen geringeren Grundumsatz. Zusätzlich hat der Körper gelernt, seine Stoffwechselaktivität zu reduzieren, und diese Fähigkeit führt zwangsläufig zu einer Gewichtszunahme über das Startgewicht hinaus, auch wenn wir »nur« die Kalorienzahl aus der Zeit vor der Diät aufnehmen.

In der Mikronährstoff-Küche arbeiten wir nicht mit Verboten. Unser Fokus richtet sich ausschließlich auf diese Herausforderung: Wie viel Essen können wir innerhalb einer Woche durch Living-Food-Mixturen ersetzen? Das heißt, wir konzentrieren uns nicht auf den Mangel, sondern auf die Fülle.

Unterm Strich werden wir nicht nur gesünder essen als jemals zu vor, sondern auch weniger Kalorien zu uns nehmen. Warum? Weil man sich an roh-veganen Speisen nicht überessen kann. Du wirst schon relativ früh gesättigt sein, auch wenn es grundsätzlich köstlich schmeckt. Rohe Lebensmittel aktivieren die natürliche Essbremse, während wir bei Chips gewöhnlich futtern, bis die Tüte leer ist.

Mit einem hohen Anteil roh-veganer Ernährung wird sich dein individuelles Idealgewicht ganz nebenbei einstellen und nachhaltig bleiben.

Individuell und undogmatisch

Der Hauptgrund für das Scheitern von Ernährungsumstellungen ist, dass sie den Teilnehmer nicht von dort, wo er ist, zu seinem Ziel geleiten. Stattdessen herrscht unterwegs Orientierungslosigkeit und Überforderung.

Die Mikronährstoff-Küche hingegen arbeitet mit einem überschaubaren System. Innerhalb des Systems kannst du dir deinen eigenen Weg bahnen und so in einem individuellen Prozess alle wichtigen Lebensmittelkategorien erobern. Wo du anfängst und wie intensiv du dich mikronährstoffreich ernährst, kannst du selbst je nach Bedürfnis entscheiden. Ganz gleich, wie du vorgehst, du hast immer einen aktuellen Überblick über das, was du schon erreicht hast und was du noch tun kannst.

Gelegentlich in alte Gewohnheiten zu verfallen, gehört zu jeder normalen Entwicklung. Der Erfolg beruht vor allem auch darauf, dass du nach Abweichungen leicht den Wiedereinstieg findest.

Da du das System kennengelernt hast und weißt, wie es funktioniert und wie dein Körper reagiert, musst du dich nie mehr fragen, wo du wieder einsteigen kannst und wo es langgeht. Du fängst einfach dort wieder an, wo du den größten Engpass siehst (z. B. bei Detox, gesunden Snacks, Anti-Stress usw.) oder wo es dir am leichtesten fällt.

Mikronährstoffreiche Ernährung ist undogmatisch. Es ist ganz gleich, ob du Fleischesser*in, Vegetarier*in oder Veganer*in bist, du wirst davon enorm profitieren, dass du stufenweise beginnst, rohvegane »High-End-Ernährung« in deinen Speiseplan einzubauen.

Wir folgen nur einer Regel: Qualität. Wir wollen uns auf Lebensmittel konzentrieren, die unser Immunsystem maximal unterstützen.

Schnell umzusetzen

Viele Ernährungsumstellungen scheitern schlicht am Aufwand. Zumal, wenn man in einer Partnerschaft oder Familie als Einzelkämpfer*in unterwegs ist und für die anderen noch Extrawürste braten muss. Einkauf und Kochen dauern lange und der Abwasch von verkrusteten Pfannen und Töpfen kann mühsam sein. Die Mikronährstoff-Küche hingegen ist bedeutend einfacher umzusetzen, denn unser Ziel ist, mit wenig Aufwand große Effekte zu erzielen.

Die Teilnehmer*innen unserer Kurse sind bei diesem Thema einer Meinung: Nur wenn man für seine Ernährung selbst verantwortlich ist, wird es was mit der Ernährungsumstellung. Du wirst kaum jemanden finden, der dir den Aufwand des Lernens, Einkaufens und Zubereitens abnimmt.

Unsere Mikronährstoff-Küche ist so konzipiert, dass du unabhängig von anderen deine Ernährung selbst in die Hand nehmen kannst, egal wie stressig dein Alltag und wie widrig die Umstände auch sein mögen.

Der Einkauf wird durch unser Vorratssystem leicht und überschaubar. Alles kann im Supermarkt, im Bioladen oder ganz praktisch im Onlinehandel eingekauft werden. Unter der Woche müssen wir nur noch Gemüse und Beeren besorgen, idealerweise auf dem Markt oder im Hofladen. Wenn wir in einen normalen Lebensmittelladen gehen, dann bewegen wir uns fast nur in der Obst- und Gemüseabteilung oder in der Gefrierabteilung bei den Beeren. Das spart viel Zeit.

Die Speisen im Rezeptteil selbst sind fast ausnahmslos in wenigen Minuten zubereitet. Du wirst merken, dass du nach und nach immer schneller und geschickter wirst. Mit jedem Rezept erarbeitest du dir neue Techniken, Abläufe und Gewohnheiten, um deine Kompetenzen zu stärken. Einige Rezepte erfordern etwas mehr Know-how. Wir stellen dir dazu in unseren Coaching- und Online-Programmen kurze Videos zur Verfügung (Seite 151).

Erstaunlich nachhaltig und günstig

Wenn du die Wirkung einer naturbelassenen Ernährung erst einmal erlebt hast, wirst du keinen Zweifel mehr hegen, dass die Aufwendung für eine supergesunde Ernährung die beste Investition deines Lebens ist.

Sich supergesund zu ernähren ist nicht zwangsläufig teurer, als sich konventionell zu ernähren. Gibt es etwas Nachhaltigeres, als roh essbares Gemüse und Nüsse auch roh zu essen? Wohl kaum: Wir sparen Strom und erhalten alle Mikronährstoffe und Enzyme, die unsere Gesundheit optimal unterstützen.

Gerne kommen an dieser Stelle Einwände, dass es Mikronährstoffe gibt, die erst durch Kochen voll zugänglich würden, wie z. B. das Lycopen, ein Antioxidans, welches in den Zellen von Tomaten sitzt. Aber mal ehrlich, ist es nicht smarter, die Zellen mit dem Mixer aufzuspalten und so gleichzeitig alle anderen hitzeempfindlichen Mikronährstoffe auch zu erhalten? Jedenfalls wirst du staunen, wie viel länger du an einem Grünkohl oder Blumenkohl essen kannst, wenn du ihn nicht verkochst.

Geld sparen wir auch dadurch, dass wir keinerlei teures und aufwendig verpacktes Convenience-Food verwenden.

Wir verwenden für unseren Vorratsschrank auch einige wenige Lebensmittel, die nicht regionaler Herkunft sind. Wir haben mit Bedacht solche ausgewählt, von denen wir wissen, dass sie den Umstieg auf die neue Ernährung sehr erleichtern.

Denn wer will schon auf Schokolade verzichten? Und wer will Pudding mit Leinsamen statt mit Chia machen? Da liegen Welten dazwischen, sowohl was den Geschmack, als auch Textur und die Handhabung in der Küche anbelangt.

Lerne unser System kennen und ich bin sicher, du wirst damit sehr weit kommen, auch wenn du nur regionale Lebensmittel verwendest.

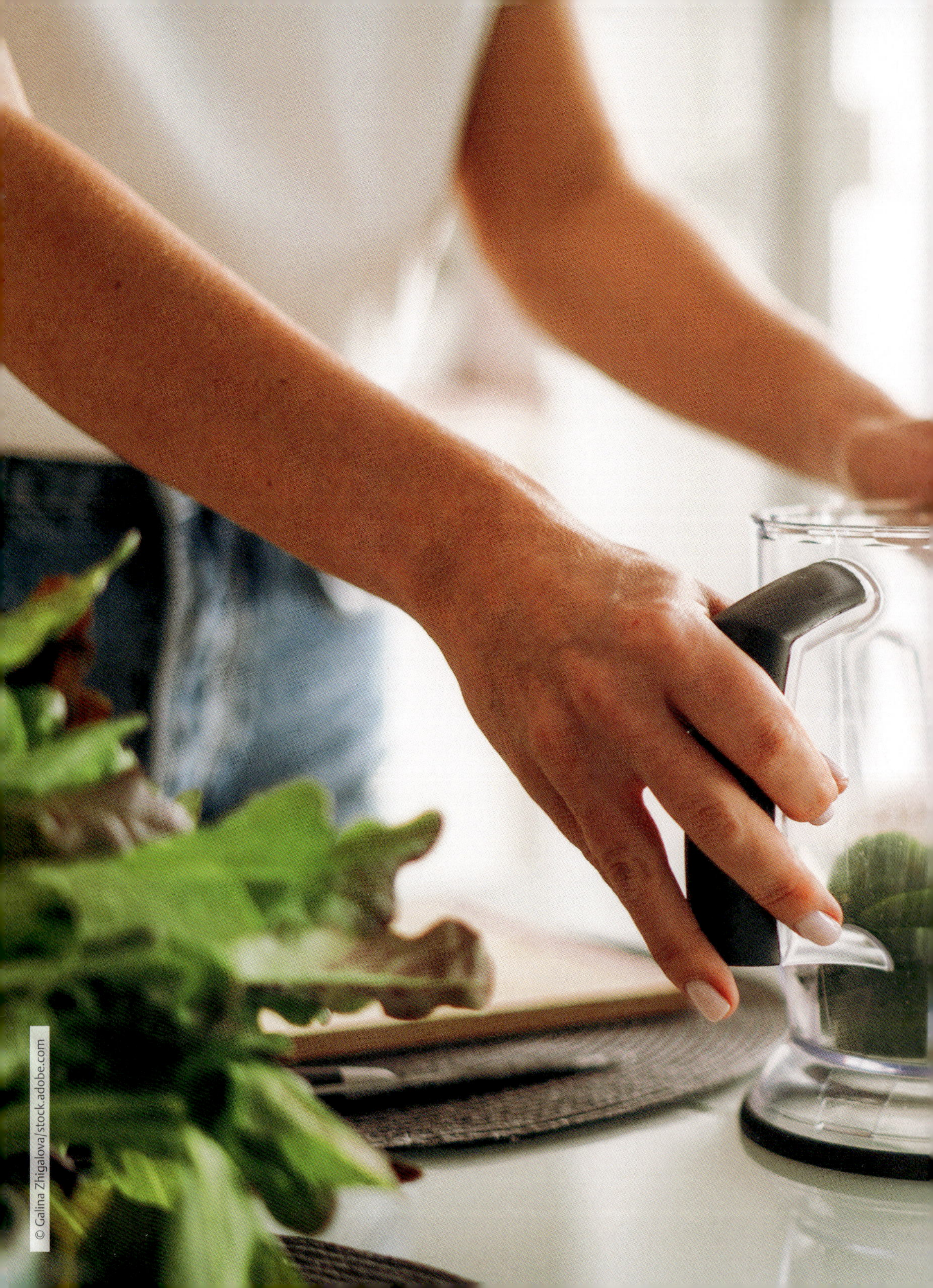

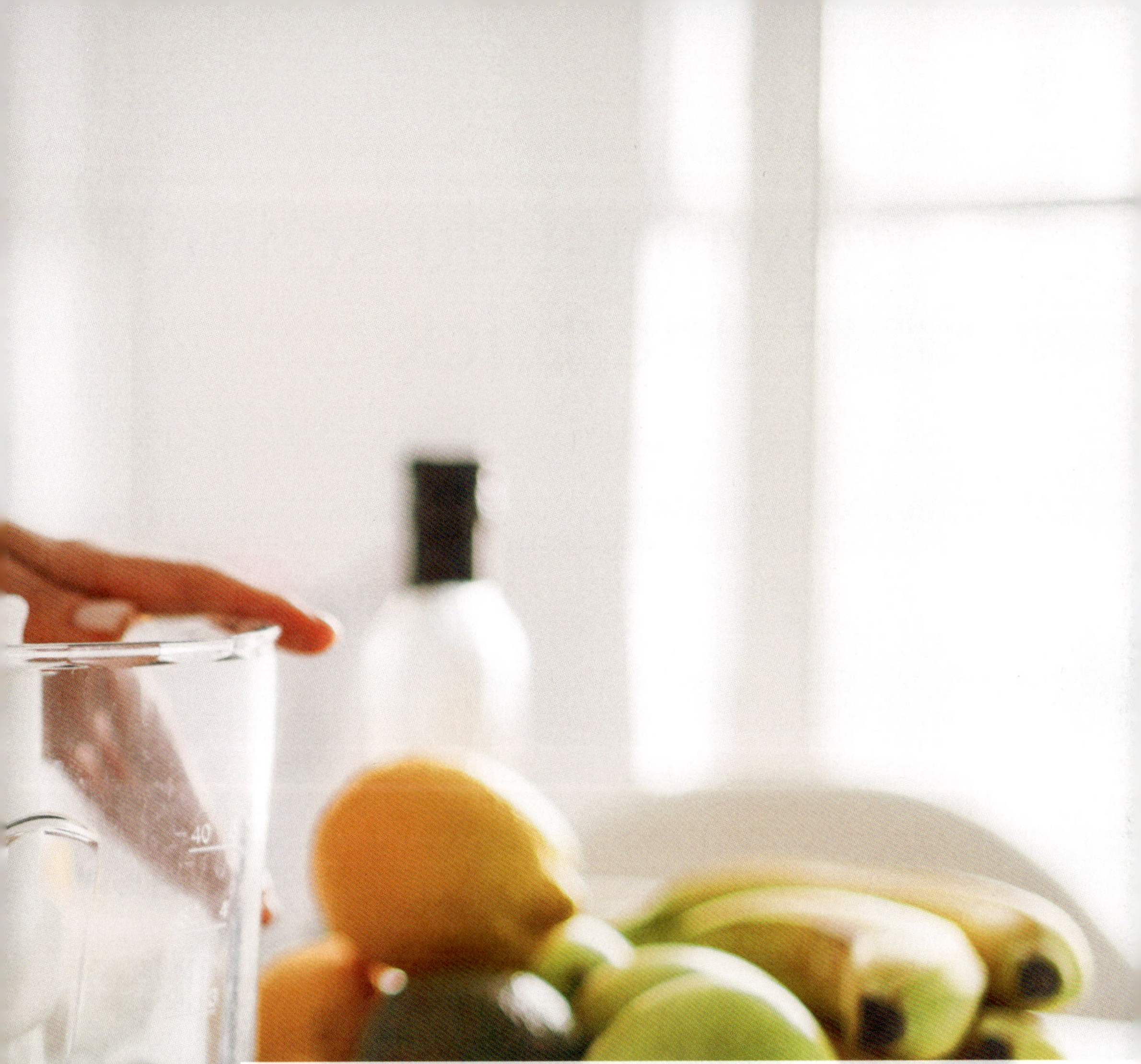

Mikronährstoff-Küche – ganz praktisch

Wie gehst du nun am besten vor? Mit praktischen Hilfsmitteln, guter Vorbereitung und tollen Rezepten fällt dir die Umstellung bestimmt ganz leicht.

So gewinnst du schnell einen Überblick

Welche Nahrungsmittel muss ich essen, um optimal versorgt zu sein? Das ist eine der häufigsten Fragen an uns. Unsere Ernährungs-Navis geben die Antwort.

In unseren Ernährungs-Navis, dem Lebensmittel-Navi und dem Rezepte-Navi, zeigen die acht Lebensmittelkategorien, welche Arten von Lebensmitteln du für eine mikronährstoffreiche Ernährung brauchst.

Zur einfachen Orientierung: das Lebensmittel-Navi

Das Lebensmittel-Navi (Seite 46) unterscheidet sich von allen anderen Ernährungsrädern, die du vielleicht kennst, in zwei entscheidenden Punkten:

- Wir nehmen für jede Lebensmittelkategorie die Eigenschaft »entzündungshemmend« als Maßstab für die optimale Unterstützung des Immunsystems.
- Die Kategorien des Lebensmittel-Navis sind nicht strikt nach unterschiedlichen Lebensmitteln sortiert, sondern folgen auch den Bedürfnissen nach Genuss und Entspannung. Deshalb gibt es z. B. die Kategorien »Good Mood Food« und »Adaptogene« (Pflanzen gegen Stress). Schließlich wollen wir uns wohlfühlen mit unserer supergesunden Ernährung und das ist ja auch ein wichtiger Beitrag zu einem gesunden Immunsystem.

Die linke und die rechte Seite des Lebensmittel-Navis lassen sich grundsätzlich folgendermaßen unterscheiden:

Die Lebensmittel der Kategorien auf der **rechten Seite** versorgen dich vor allem mit Antioxidanzien, Ballaststoffen und dienen der Entgiftung.

Die Lebensmittel der Kategorien auf der **linken Seite** versorgen dich vor allem mit besten Proteinen und Fetten, machen satt und stressresistent.

Auf unserem Lebensmittel-Navi (Seite 46) siehst du folgende acht relevanten Food-Kategorien:

1. Gemüse & Beeren – gesunde Kohlenhydrate und Ballaststoffe

Roh verzehrbare Gemüse und Beeren enthalten sehr wenig Kohlenhydrate. Gleichzeitig liefern sie uns viele Ballaststoffe, die unsere gesunden Darmbakterien zur Höchstform auflaufen lassen. Sie helfen uns, die Nährstoffe aus der Nahrung aufzunehmen, und unterstützen unser Immunsystem. In ihnen sind auch die Antioxidanzien enthalten, die wir zum Ausgleich von freien Radikalen brauchen, welche unsere Zellen schädigen. Wenn wir Gemüse und Beeren essen, können wir schädliche Blutzuckerschwankungen vermeiden. Ihr großes Volumen mit hohem Wassergehalt macht uns satt und regelt unsere Verdauung. Beeren jeder Art gehören zu den wenigen Obstsorten, die wenig Kohlenhydrate liefern und uns gleichzeitig mit vielen Mikronährstoffen versorgen. Zu Gemüse zählt alles, was wir auf dem Markt finden können – sofern es roh verzehrbar ist.

2. Greens – reinigend und aufbauend

Grünes, chlorophyllhaltiges Blattgemüse entgiftet und regeneriert. Nichts bringt dich schneller wieder auf Kurs, wenn du dich von innen reinigen möchtest. Grün enthält außerdem wichtige Proteine. Bedenke, dass die stärksten Landtiere mit den mächtigsten Muskeln nur »Grünzeug« fressen!

Unter »Greens« fassen wir alle grünen Blätter zusammen, wie z. B. Grünkohl, Spinat, Mangold, Petersilie und Rucola. Mikrogemüse (Keimlinge, Sprossen und Microgreens) sowie Algen und Mikroalgen zählen auch dazu.

3. Kreuzblütler – sehr entzündungshemmend

Die Gemüsesorten, die zu den Kreuzblütlern zählen, sind für unsere Ernährung extrem wichtig. In der Prävention gegen Krebs sind sie ein wichtiger Baustein. Sie enthalten krebshemmende Stoffe in relevanter Menge und hindern Karzinogene daran, unsere Zellen zu schädigen. Zu den bekanntesten Vertretern dieser Pflanzenfamilie zählen Brokkoli, Rosenkohl und Grünkohl. Es ist landläufig wenig bekannt, dass man sie alle auch roh essen kann. Auch Chinakohl, Kohlrabi, Steckrüben, Weißrüben, Radieschen, Rettich, Senf und Brunnenkresse zählen zu den Kreuzblütlern.

4. Fermentiertes – für eine gesunde Darmflora

Fermentierte Lebensmittel wie milchsauer vergorenes Sauerkraut, pflanzlicher Joghurt und das Würzmittel Miso (siehe Rezeptteil ab Seite 106) sind sehr bekömmlich und enthalten reichlich lebendige probiotische Milchsäurebakterien.

Welche Lebensmittel brauchst du, um optimal versorgt zu sein? Das Lebensmittel-Navi gibt dir eine gute Orientierung

Diese fördern eine gesunde Darmflora. Sie sind für unser starkes Immunsystem unverzichtbar.

Eine der wichtigsten Eigenschaften von milchsauer fermentierten pflanzlichen Lebensmitteln ist ihr im Vergleich zu anderen Lebensmitteln extrem hoher Vitamin-K-Gehalt. Vitamin K beeinflusst die Blutgerinnung und den Knochenstoffwechsel positiv. Ohne fermentierte Lebensmittel ist jede Form von gesunder Ernährung unvollständig.

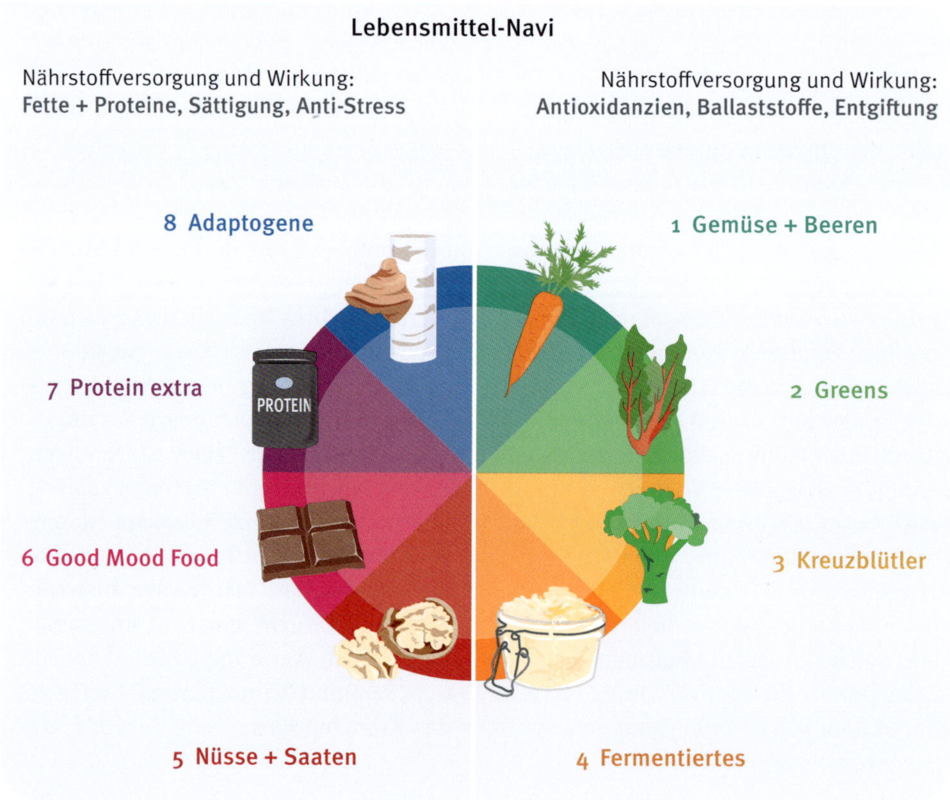

5. Nüsse & Saaten – die proteinreichen Sattmacher

Nüsse und Saaten sind unsere Hauptquellen für beste Fette und Proteine. Sie sind unsere Sattmacher. In unserem Ernährungskonzept übernehmen sie oft die Position der Beilage – anstelle von Nudeln, Reis und Kartoffeln. Denn Letztere schädigen unsere Darmschleimhaut und stören die Arbeit unseres Immunsystems.

6. Good Mood Food – supergesund snacken

Wer sagt, dass Schokolade ungesund ist? Wir meinen: Gesunde Schokolade macht glücklich! Unter der Rubrik »Good Mood Food« arbeiten wir mit herausragenden Lebensmitteln, z. B. Superfoods wie Kakao und Kokosöl, um »High-End-Snacks« zuzubereiten. Superfoods stehen zwischen rohen, lebendigen Lebensmitteln und Heilpflanzen. Einerseits sind sie Lebensmittel, weil sie Kalorien enthalten und satt machen. Andererseits sind sie Medizin, weil sie einen heilenden, mikronährstoffreichen Anteil haben und gleichzeitig unserer Seele gut tun. Das Beste aber ist: Da Superfoods voller köstlicher Aromen stecken, machen sie es uns leicht, zu einer gesünderen Ernährung zu wechseln.

7. Protein extra – für Muskeln und Immunsystem

Eine ausreichende Proteinzufuhr ist wichtig, nicht nur für den Muskelaufbau und -erhalt, sondern auch für den Aufbau von Hormonen und den Ablauf des Stoffwechsels überhaupt. Das Immunsystem ist besonders auf Proteine angewiesen. Wer abnehmen möchte, setzt verstärkt auf Proteine, die nur halb so viel Kalorien haben wie Fette. Und wer viel Sport treibt, kann damit seinen Muskeln leicht verfügbare Baustoffe bereitstellen. Auch wenn wir älter werden, ist es wichtig, auf eine ausreichende Menge an Protein zu achten.

8. Adaptogene – Stress lass nach

Adaptogene sind herausragende pflanzliche Nahrungsmittel und Heilpflanzen, die nicht spezifisch wirken, sondern unserem Körper allgemein helfen, sich an die Umgebung anzupassen und mit Stress besser umzugehen – sich also besser zu adaptieren. Sie erhöhen unsere Vitalität, Energie und Ausdauer wie auch unser Wohlgefühl. Damit wirken sie positiv auf unser Immunsystem und fördern Heilung. Zu den Adaptogenen gehören z. B. der Heilpilz Chaga, Ingwer und Kurkuma.

Adaptogene sind verträglich, machen nicht abhängig und können täglich konsumiert werden. Die Kategorie »Adaptogene« hilft uns, im Alltag »runterzukommen«, uns zu erden, statt uns permanent mit Kaffee aufzupeitschen.

Letztendlich sollte es dein Ziel sein, dass du lernst, dich in jeder Kategorie mit den zugehörigen Rezepten sicher zu bewegen.

Rezepte-Navi – wie du die acht Kategorien genussvoll umsetzt

Ginge es allein darum, mit allen wichtigen Lebensmitteln gut versorgt zu sein, könnten wir diese einfach so essen, wie sie uns von der Natur angeboten werden. Wir bräuchten keine Rezepte und keine Zubereitungsmethoden. Gute Zähne und ein Messerchen würden uns völlig genügen. Das ist aber eher etwas für Fortgeschrittene. Es wäre jenes Möhrenknabbern aus früheren Rohkostzeiten, welches die meisten Menschen als wenig attraktiv empfinden.

Stattdessen haben wir den Lebensmittelkategorien Rezepte zugeordnet, de-

Auf welche Speisen hast du Appetit? Hier findest du verschiedene Rezeptbeispiele aus den acht Lebensmittelkategorien.

Rezepte-Navi

Fette + Proteine, Sättigung, Anti-Stress

Antioxidanzien, Ballaststoffe, Entgiftung

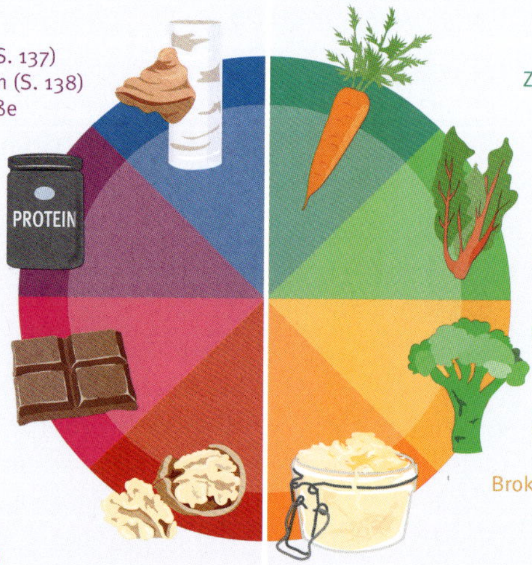

1 Gemüse + Beeren
- Goji-Smoothie (S. 75)
- Gazpacho light (S. 76)
- Rote Bete mit Apfel und Himbeere (S. 76)
- Zoodles mit Tomatensoße und »Parmesan« (S. 82)
- Gemüsenudeln auf Salat mit Mandelsoße (S. 82)
- Zucchini-Paprika-Wraps (S. 83)

2 Greens
- Low Carb Green Smoothie (S. 87)
- Ausgleichender Basen-Drink (S. 88)
- Spicy Green Smoothie (S. 90)
- Antioxidanzien-Suppe (S. 91)
- Chili non Carne (S. 94)
- Pikanter Sprossen-Brei (S. 97)

3 Kreuzblütler
- Kohl-Beeren-Smoothie (S. 12)
- Blumenkohl-Nuss-»Reis« mit Tomaten (S. 100)
- Brokkoli-Pesto mit Tomate (S. 101)
- Maca-Kresse-Müsli (S. 105)

4 Fermentiertes
- Sauerkrautsalat (S. 13)
- Veganer Joghurt (S. 109)
- Einfache Miso-Suppe (S. 110)
- Cremige Miso-Suppe (S. 110)

5 Nüsse + Saaten
- Hanfsoße mit Erbsen (S. 13)
- Cracker-Brot (S. 116)
- Veganer Mozzarella mit Tomate (S. 118)
- Nuss-Crumble (S. 119)
- Vegane Würstchen (S. 120)
- Chia-Pudding (S. 123)

6 Good Mood Food
- Spirulina-Kakao-Bällchen (S. 127)
- Beeren-Energiekugeln (S. 128)
- Studentenfutter (S. 130)
- Zimtkekse (S. 131)
- Schokolade (S. 132)

7 Protein extra
- Gurken-Protein-Smoothie (S. 137)
- Pilzsoße auf Gemüsenudeln (S. 138)
- Fruchtig-feurige »Käse«-Soße (S. 140)
- Kurkuma-Protein-Drink (S. 141)
- Schoko-Protein-Drink (S. 141)

8 Adaptogene
- Anti-Stress-Tee (S. 145)
- Chaga Latte (S. 145)
- Chaga-Maca-Smoothie (S. 145)
- Süßkartoffel-Maca-Smoothie (S. 146)

ren Zubereitungen raffiniert und lecker schmecken. Herausgekommen ist das Rezepte-Navi (Seite 48), mit einer Art »Rezepte-Landkarte«, die in ihrer Gliederung auf die Deckung eines bestimmten Mikro- und Makronährstoffbedarfs abzielt.

In jeder Lebensmittelkategorie gibt es hier Rezepte zu entdecken, die unterschiedliche Geschmacks- und Kaubedürfnisse befriedigen, ganz gleich, ob es etwas Süßes, Salziges, Flüssiges, Herzhaftes oder ein Salat sein soll.

Mit dieser Karte kannst du dir ein Bild von der »Region« machen, in der du dich bewegst. Das hilft nicht nur bei der Orientierung – aus der Vogelperspektive kannst du auch schnell erkennen, welche »Routen und Sehenswürdigkeiten« es in deiner neuen Ernährung gibt. Das macht Spaß und ist zudem äußerst praktisch.

Ein Rezepteschatz für ein ganzes Leben

Unser Rezepte-Navi besteht aus insgesamt 40 Rezepten. Diese sind eine ultimative Auswahl aus den zweimal 14 Jahren des unermüdlichen Experimentierens von Beatrix Berkics und mir (Regina Kratt). In dieser Rezeptsammlung findest du Lösungen für alle Situationen und Bedürfnisse. Die Rezepte reichen für ein ganzes Leben. Betrachte sie wie gute Freunde, die da sind, wenn du sie brauchst.

Und wenn du gelernt hast, das Rezepte-Navi entsprechend deinen Anforderungen zu nutzen, dann weißt und spürst du, dass du dich noch nie in deinem Leben gesünder ernährt hast. Hinter diese Erkenntnisse willst du nicht mehr zurück.

Im Rezeptteil dieses Buches (ab Seite 72) findest du noch viele weitere tolle Rezepte in den verschiedenen Kategorien. Probier sie einfach aus!

Erfolgs-Navi – so steuerst du deinen Fortschritt individuell

Wenn du von unserem Programm rundum profitieren möchtest, dann ist es ein gutes Ziel, wenn du lernst, in jeder Lebensmittelkategorie aktiv zu werden. Dabei kann dir das Erfolgs-Navi (Seite 51), zu finden auch auf der Verlags-Homepage (Seite 52) zum Downloaden und Ausdrucken, helfen. Du kannst darin vermerken, welche Rezepte du während der Woche wie oft umgesetzt hast, indem du die jeweiligen Abschnitte der Ringe ausfüllst. Zusätzlich kannst du kennzeichnen, welche Speisen du jeweils zubereitet hast, womit du also die Kategorie »erfüllt« hast. Wir haben das Erfolgs-Navi zum besseren Verständnis bereits mit einigen Beispielen gefüllt. Die Erklärung dazu findest du weiter unten in diesem Kapitel (Seite 51).

Wichtig Es geht bei dem Erfolgs-Navi nicht darum, in jeder Kategorie alle Ringe vollzubekommen, das wären viel zu viele Essen pro Woche.

Dieses Navi dient vielmehr dazu, zu veranschaulichen,

- in welchen Kategorien du schon unterwegs bist,
- wie intensiv du die Kategorien nutzt und Gerichte daraus zubereitest,
- was noch an Entwicklungsmöglichkeiten vor dir liegt.

Mit dem Erfolgs-Navi hast du am Ende einer Woche einen guten Überblick über deine Fortschritte. Du erhältst ein klares Bild von deinem neuen Ernährungsverhalten und du kannst prüfen, wo du aktuell stehst. Statt zu rätseln, wie du weitermachen könntest, siehst du auf einen Blick, wo du noch Lern- und Handlungsmöglichkeiten hast, um noch mehr Nährstoffvielfalt zu erreichen und variantenreicheren Genuss zu haben. Das Erfolgs-Navi hilft dir, objektiv zu sein und blinde Flecken zu vermeiden.

Wenn es dir darum geht, mit wenig Aufwand erste Erfolge zu verzeichnen, müssen die Rezepte zu Beginn nicht unbedingt häufig variieren, du kannst also auch dreimal in der Woche deinen Sauerkrautsalat zubereiten und hättest damit die Kategorie »Fermentiertes« abgedeckt.

Die Grafik hilft dir auch, Zusammenhängen zwischen deinem Wohlbefinden und deiner Ernährung auf die Spur zu kommen. Denn die Rezepte dienen nicht nur dazu, gesund satt zu werden oder abzunehmen und einen Immunschutz aufzubauen. Wenn du erlebt hast, wie die Zubereitungen auf dich wirken, kannst du damit auch deine Tagesform verbessern:

- Was macht der Basendrink mit dir?
- Wie geht es dir mit der Rohkost-Schokolade im Unterschied zu herkömmlicher Schokolade?
- Wie sind deine Sättigung und dein Wärmegefühl nach dem Antistress-Tee?

Der dicke Kreis dient zur Orientierung

Wenn du innerhalb einer Woche entspannt durch die Kategorien navigieren möchtest, kannst du den dicken Kreis zur Orientierung nehmen. Er sieht für jede der acht Kategorien jeweils drei Rezepte vor (die inneren Ringabschnitte). Das sind insgesamt 24 Rezepte in der Woche, also drei bis vier Rezepte pro Tag! Das klingt jetzt vielleicht erst mal viel. Die Zubereitung unserer Rezepte jedoch dauert mit ein wenig Übung nur etwa 10 Minuten.

Bedenke auch, dass ein Rezept nicht unbedingt einer Mahlzeit entspricht. Abhängig von der Art der Zusammensetzung und der Sättigung, wirst du auch mal zwei Rezepte bei einer Mahlzeit kombinieren wollen. Auch wird es häufig so sein, dass etwas übrigbleibt, das du am nächsten Tag genießen kannst.

Erfolgs-Navi

Fette + Proteine, Sättigung, Anti-Stress | **Antioxidanzien, Ballaststoffe, Entgiftung**

Beispiel

Wie viel pro Woche schaffst du?

1 Gemüse + Beeren
Goji-Smoothie (S. 75)
Gazpacho light (S. 76)
Rote Bete mit Apfel und Himbeere (S. 76)
Zoodles mit Tomatensoße und »Parmesan« (S. 82)
Gemüsenudeln auf Salat mit Mandelsoße (S. 82)
Zucchini-Paprika-Wraps (S. 83)

2 Greens
● Low Carb Green Smoothie (S. 87)
● Ausgleichender Basen-Drink (S. 88)
●●●● Spicy Green Smoothie (S. 90)
Antioxidanzien-Suppe (S. 91)
● Chili non Carne (S. 94)
Pikanter Sprossen-Brei (S. 97)

3 Kreuzblütler
Kohl-Beeren-Smoothie (S. 12)
●● Blumenkohl-Nuss-»Reis« mit Tomaten (S. 100)
●● Brokkoli-Pesto mit Tomate (S. 101)
Maca-Kresse-Müsli (S. 105)

4 Fermentiertes
Sauerkrautsalat (S. 13)
Veganer Joghurt (S. 109)
Einfache Miso-Suppe (S. 110)
Cremige Miso-Suppe (S. 110)

5 Nüsse + Saaten
Hanfsoße mit Erbsen (S. 13)
Cracker-Brot (S. 116)
Veganer Mozzarella mit Tomate (S. 118)
Nuss-Crumble (S. 119)
Vegane Würstchen (S. 120)
Chia-Pudding (S. 123)

6 Good Mood Food
Spirulina-Kakao-Bällchen (S. 127)
Beeren-Energiekugeln (S. 128)
Studentenfutter (S. 130)
Zimtkekse (S. 131)
Schokolade (S. 132)

7 Protein extra
Gurken-Protein-Smoothie (S. 137)
Pilzsoße auf Gemüsenudeln (S. 138)
Fruchtig-feurige »Käse«-Soße (S. 140)
Kurkuma-Protein-Drink (S. 141)
Schoko-Protein-Drink (S. 141)

8 Adaptogene
Anti-Stress-Tee (S. 145)
Chaga Latte (S. 145) ●●●●●●●
Chaga-Maca-Smoothie (S. 145)
Süßkartoffel-Maca-Smoothie (S. 146)

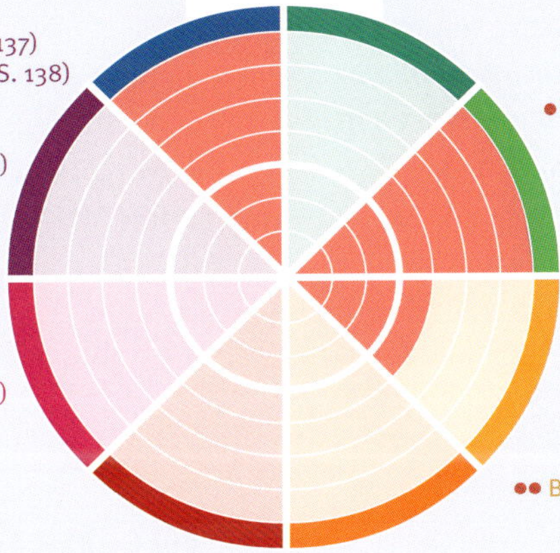

Zeichne deine wöchentlichen Zubereitungen jeweils mit einem Punkt ein. Im Kreis kannst du eine Speise als einen Ringabschnitt farbig markieren.

Fazit Das Erfolgs-Navi hilft dir auf eine einfache Weise dabei, die Möglichkeiten der Rohkost auszuschöpfen und damit auch nachhaltig erfolgreich zu sein. Wenn du überprüfen möchtest, ob du mit allem versorgt bist, nimm unsere einfache Checkliste (Seite 62) zur Hilfe.

Beispiel für eine Anwendung des Erfolgs-Navis

Im Erfolgs-Navi oben sehen wir Aktivitäten in drei Kategorien mit insgesamt 18 zubereiteten Rezepten. Damit hat der »Kandidat« in unserem Erfolgs-Navi jeden Tag zwei oder drei Rezepte umgesetzt.

In der Kategorie **Greens** hat er mit verschiedenen Rezepten sogar sieben Ringe erreicht und er freut sich damit höchstwahrscheinlich über eine exzellente Verdauung, mehr Leichtigkeit und schönere Haut.

In der Kategorie **Adaptogene** sind ebenfalls sieben Ringe voll, wenn auch ausschließlich mit einem Rezept: Chaga-Latte. Damit hat unser Kandidat einen Teil seines Kaffeekonsums ersetzt. Der Heilpilz Chaga wird aufgrund seiner positiven Wirkung aufs Immunsystem von alters her geschätzt. Unterm Strich ist er eine gute Alternative zu Kaffee.

In der Kategorie **Kreuzblütler** wurden vier Rezepte mit Blumenkohl und Brokkoli umgesetzt. Damit werden schon wöchentliche Verzehrmengen erreicht, die einen echten Unterschied in der Krebsprävention machen, wie Studien beweisen.

Unser Kandidat hat also Rezepte ausgewählt, die viele Antioxidanzien, gesunde Milchsäurebakterien und Ballaststoffe enthalten und zur Entgiftung und einem gesunden Mikrobiom beitragen. Er hat damit schon viel getan, um seinem Immunsystem die Arbeit zu erleichtern.

In der Folgewoche könnte er beginnen, die Kategorien der linken Seite zu erobern, um damit mehr supergesunde Lösungen für Proteine und Fette in seinen Speiseplan zu integrieren.

Das Erfolgs-Navi als Download

Hier findest du das Erfolgs-Navi als PDF zum Herunterladen und Ausfüllen:

extras.thieme.de/trias.htm

Gute Vorbereitung ist alles

Wer sich im Alltag supergesund ernähren möchte, muss wohl präpariert sein. Vorratshaltung und Planung sind wichtig, vor allem wenn man wenig Zeit oder wenig Einkaufsmöglichkeiten in der Nähe hat.

In der Normalkostküche wird das Einkaufen oft zum Problem. Für die Rezepte benötigt man häufig viele verschiedene Zutaten in meist kleinen Mengen. Nicht so bei uns. Bei uns geht es sehr viel übersichtlicher zu – und zugleich auch mikronährstoffreicher.

So bist du immer bestens präpariert

Dein Kühlschrank wird bunt Der Kühlschrank wird größtenteils neu befüllt: Hier wechseln wir von hochverarbeiteten »toten« Nahrungsmitteln aus dem Ewig-haltbar-Regal zu echten, »lebendigen« Lebensmitteln aus der Gemüse- und Obstecke. Die Veränderung deines Kühlschrankinhalts wird schon rein farblich der Knaller. Mit viel frischer Rohkost ist alles sehr viel bunter. Wusstest du, dass Vitamine Farben sind?

Die Abbildung (Seite 54) zeigt dir, wie dein Kühlschranks zukünftig aussehen könnte.

Gefrierschrank – wenn Frischware übrig ist Im Gefrierschrank kannst du alles lagern, was du an Frischware nicht sofort verbrauchst, auch grüne Blätter lassen sich gut einfrieren (vorher waschen). Durch Gefrieren gehen zwar einige Vitalstoffe verloren, aber weitaus weniger als durch Kochen. Was wir immer im Gefrierschrank vorrätig haben, sind Erbsen und Beeren, die dürfen uns nie ausgehen. Aber das ist meist auch schon alles.

Der Food-Baukasten – unser Prunkstück

Mit dem Vorratsschrank bzw. mit dem »Food-Baukasten« (Seite 58) kommen wir zum Herzstück unserer Vorratshaltung. In einer normalen Vorratskammer befinden sich nicht selten über 150 volle oder angebrochene Tüten und Päckchen. Ernährungsphysiologisch ist meist wenig Hochwertiges dabei. Und so taugt ein solcher Vorratsschrank weder für eine gesunde Alltagsernährung noch für Krisenzeiten, wo es ja darum geht, gesundheitlich besonders gut aufgestellt zu sein.

Mit frischer Rohkost wird dein Kühlschrank bunt!

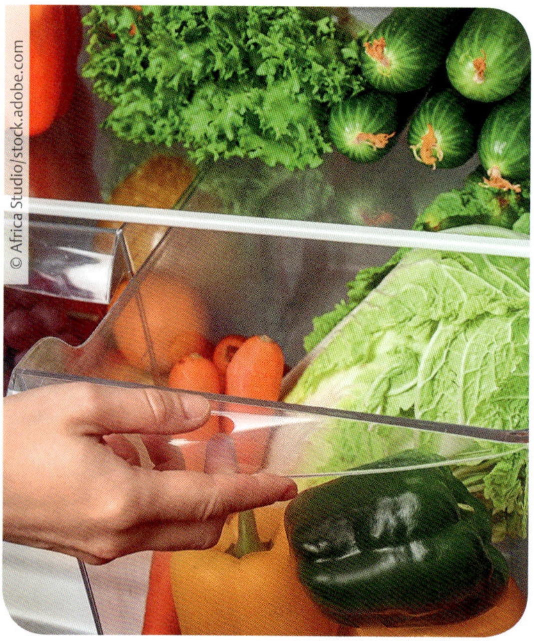

Tatsächlich gehen wir mit unserer Lebensmittelauswahl ganz neue Wege. Alle unsere Trockenlebensmittel entsprechen den hohen Standards der »ImmunityEating-Küche« und sind reich an Mikronährstoffen, guten Fetten und guten Proteinen. Sie sind frei von Konservierungsstoffen und allein durch schonende Trocknung lange haltbar.

Unsere Vorratskammer enthält nur Lebensmittel, die du lieben und fast täglich verwenden wirst. Nichts davon wird zum Ladenhüter werden und verderben! Alles, was hier aufgeführt ist, passt auf zwei Regalbretter. Und wenn du alles in Gläser packst, hast du immer im Blick, wann etwas zur Neige geht.

Du bekommst zwar alles auch im normalen Lebensmittelladen und im Bioladen, aber meist nur in kleinen und deshalb relativ teuren Packungsgrößen. Wenn du tiefer eingestiegen bist, kann es sinnvoll sein, zu preisgünstigeren Großpackungen aus dem Onlinehandel überzugehen.

Noch ein wichtiger Hinweis: Auch bei den Trockenlebensmitteln ist uns natürlich Rohkostqualität wichtig. Wenn es also möglich ist, gib »raw« den Vorzug.

Beim Aufbau deiner neuen Vorratskammer hast du zwei Möglichkeiten vorzugehen: Entweder du deckst dich mit allen

Foods auf einmal ein und bist so für alle Rezepte von Beginn an präpariert oder du nimmst dir jede Woche ein paar neue Rezepte vor und baust dir entsprechend den notwendigen Zutaten deinen Vorratsschrank auf.

Genial zu kombinieren

In unserem Lernprogramm geht es nicht um Mangel und Entbehrung, sondern um Fülle und neue Geschmackserlebnisse. Lass dich überraschen, was wir aus unseren Vorräten in Kombination mit frischen Früchten zaubern. Viele Rezepte sind auch gänzlich ohne frisches Obst und Gemüse umzusetzen, also allein mit den Trockenlebensmitteln aus unserem Vorrat.

Küchengeräte – minimaler Zeitaufwand für maximale Wirkung

In der Mikronährstoff-Küche kochen wir nicht im herkömmlichen Stil mit Topf und Bratpfanne. Bei uns dreht sich alles um die Kunst des Zerkleinerns, also um die Frage, welche der Zutaten man wie klein häckselt, um ein geniales Geschmackserlebnis zu schaffen.

Die zur Verwendung kommenden Geräte lösen gleich noch ein weiteres Problem: Du hast es damit viel leichter, dich optimal zu ernähren, denn diese Geräte in Verbindung mit den einfachen Rezepten machen es möglich, dass du dich mit dem geringstmöglichen Zeitaufwand super versorgst.

Und nicht nur die Speisen sind schnell zubereitet, auch der Abwasch geht fix, weil du ja keine fetten und verkrusteten Pfannen und Töpfe mehr schrubben musst. In einer Minute ist die Küche wieder clean!

Je einen Mixer und Zerkleinerer für den Einstieg Der Einstieg in unsere Zubereitungskunst ist einfach: Mit einem Mixer und einem Zerkleinerer – gleich welcher Größe – bist du bestens dabei.

Wenn du weiter fortgeschritten bist, stellst du fest, dass es von Vorteil ist, beides in einer großen und kleinen Ausführung zu haben, einfach weil es je nach Menge und Rezept praktischer ist. Außerdem kannst du so auch auf Vorrat arbeiten. Das lohnt sich, weil sich alle Speisen drei Tage im Kühlschrank aufbewahren lassen.

Großer Mixer: Einen großen und vor allem leistungsstarken Standmixer brauchen wir immer dann, wenn es besonders smooth werden soll und wir größere Mengen verarbeiten wollen. Wir machen damit Smoothies, Dips, Soßen und Desserts. Insbesondere wenn wir viele grüne Smoothies mixen wollen und große Mengen an Blattwerk zu verarbeiten haben, ist eine große Mixerkanne (2 Liter) unverzichtbar.

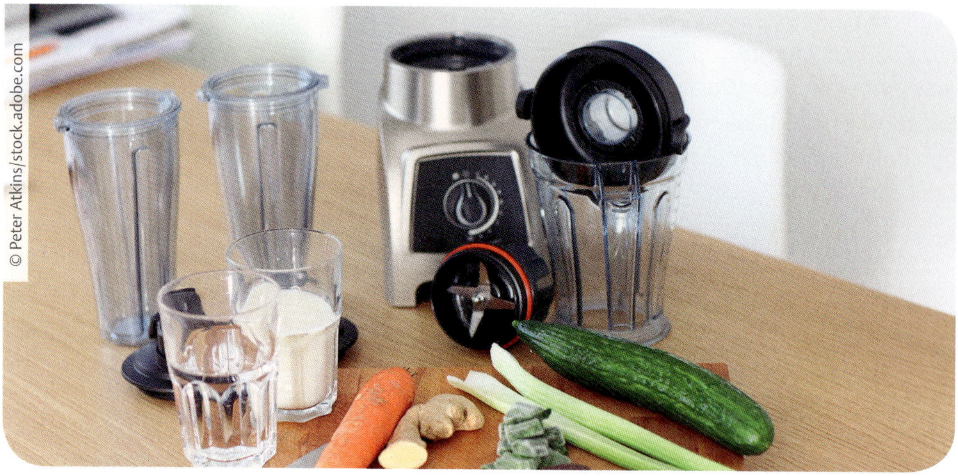

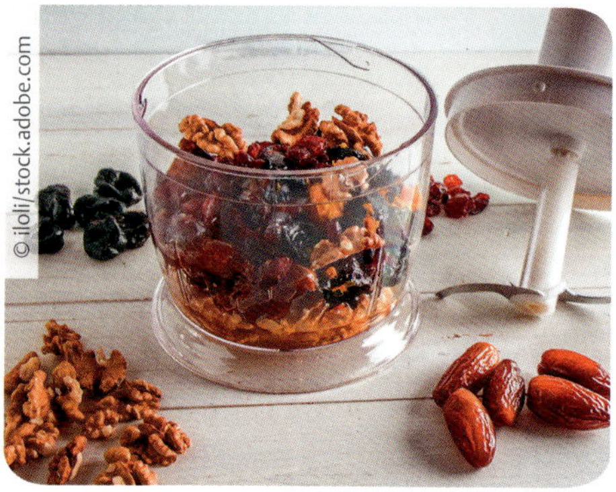

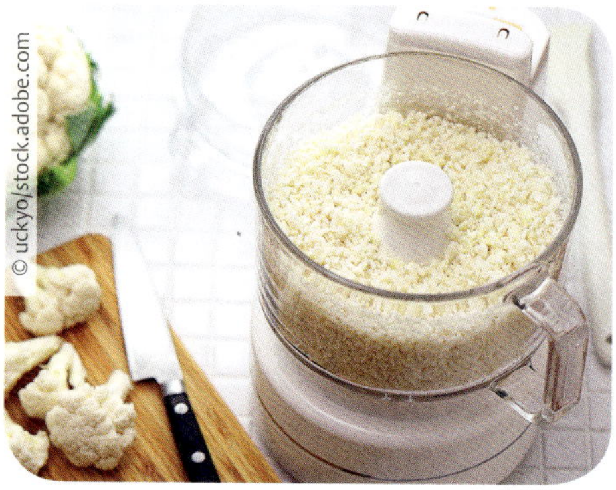

⬆ Praktisch ist ein Mixer, auf dessen Motorblock sowohl ein Becher als auch eine Kanne passen (oben). Zerkleinerer sind in vielfältigen Ausstattungen und Größen zu haben.

Bei einer Neuanschaffung achte darauf, dass sich im Deckel ein Loch befindet. Durch das Loch hindurch kann man mit einem Stößel das Mixgut gegen die Schneide am Boden der Kanne drücken. Das ist wichtig, wenn man eine schwere, kompakte oder noch gefrorene Masse verarbeiten möchte. Ein leistungsstarker Mixer ist ab etwa 300 Euro zu bekommen.

Kleiner Mixer: So ein kleiner (Personal-) Mixer besteht aus einem Motorblock und einem Mixbecher, der zugleich als Trinkbecher dienen kann. Die Größe ist sehr praktisch, wenn man einen einzelnen Smoothie mixen möchte oder eine kleine

Portion Dip. Für grüne Smoothies ist ein Kleinmixer eher unpraktisch, da zu wenig Platz ist, um eine ordentliche Menge Grünzeug mitsamt den Früchten einzufüllen.

Großer Zerkleinerer (Food Processor): Diese Maschine wirst du lieben! Sie hat ein S-förmiges Schneidemesser im Boden der Schüssel (etwa 2,3 Liter). Sie ist perfekt, wenn man schnell und einfach Tortenböden, Würstchen und Energiebällchen oder auch Eis machen möchte. Sie raspelt alle Gemüse in die gewünschte Feinheit und ist sehr schnell zu reinigen.

Kleiner Zerkleinerer: Dieses Gerät arbeitet ebenfalls mit einem S-förmigen Schneidemesser im Boden. Der Arbeitsbecher fasst allerdings nur etwa 0,5 Liter. Das ist äußerst praktisch für eine Portion Eis oder wenn man nur kleine Mengen von Gemüsen raspeln will. Grundsätzlich nimmt man die Zerkleinerer immer dann, wenn man für ein Rezept nur mit wenig Flüssigkeit arbeitet. Wenn du z. B. für die Schokolade (Seite 132) das flüssige Fett und die pulvrigen Zutaten in einen deiner Mixer einfülltest, bliebe beim Mixen das meiste an der Becherwand hängen und die Schneide würde kaum etwas erwischen.

Aber, nur zu, teste alles aus! Nimm jedes Zerkleinerungswerkzeug, das dir zur Verfügung steht, z. B. auch einen **Stabmixer**. Die zunehmende Routine macht dich zum Profi.

Noch ein grundsätzlicher Tipp: Wenn du kleine Geräte verwendest, gehe am besten von der halben Zutatenmenge der Rezepte aus, also von einer Portion. In der Regel sind die Rezepte für zwei Portionen ausgelegt.

Unverzichtbar ist auch ein **Spiralschneider** für Gemüsenudeln. Die einfachste Ausführung ist eine Art Spitzer für Zucchini, Karotten und Co., der mittlerweile überall zu haben ist. Für Bandnudeln kann man auch einfach einen **Sparschäler** nehmen. Weitaus komfortabler und mit weniger Verletzungsgefahr für die Finger arbeiten **elektrische Spiralschneider**. So lassen sich auch wässrige Gurken oder harte Kohlrabi einfach und perfekt verarbeiten.

Mittlerweile gibt es auch Multifunktions-Küchenmaschinen, die in einem Gerät vereint alles bieten, was ein gesundheitsbewusster Mensch sich in der Küche wünscht.

Sehr praktisch ist auch ein kleiner, stabförmiger **Cappucchino-Aufschäumer** der ersten Generation, um pulvrige Superfoods in Nussmilch oder Protein-Drinks einzurühren.

Nicht mehr missen möchte ich zwei gute **Schaber** in kleiner und großer Ausführung. Damit bekommt man auch die letzten Reste aus den Mixern und Zerkleinerern. Allerdings muss man hier darauf achten, dass sie nicht zu weich sind.

Der **Mikronährstoff-Food**-Baukasten

Hier findest du alle Lebensmittel deiner zukünftigen Vorratskammer auf einen Blick: Die Produkte sind nach den Lebensmittelkategorien geordnet und entsprechen den hohen Standards der Mikronährstoff-Küche. In den jeweiligen Rezeptkapiteln 1 bis 8 werden sie näher beschrieben.

Gemüse + Beeren (ab S. 72)

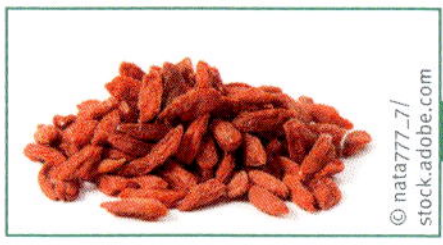

Goji-Beeren

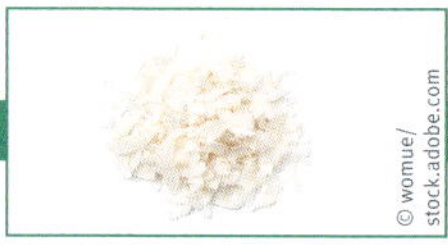

Kokoschips

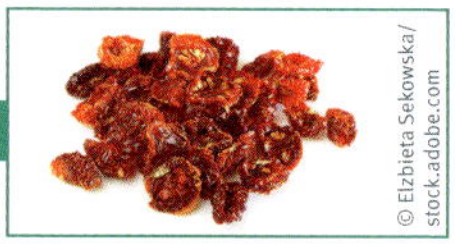

Tomaten, getrocknet

+

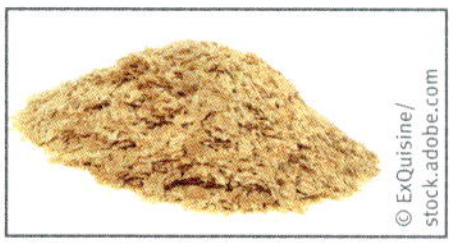

Hefeflocken

Greens (ab S. 84)

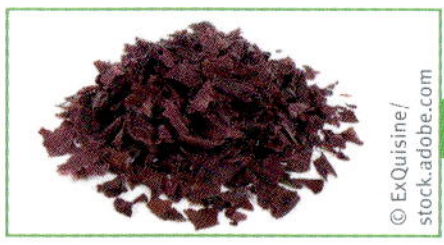

Dulse-Algen

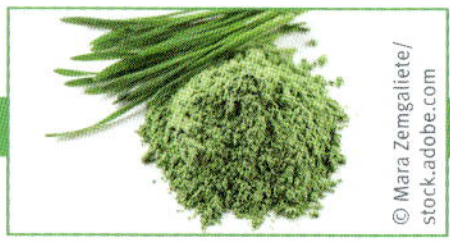

Gerstengras

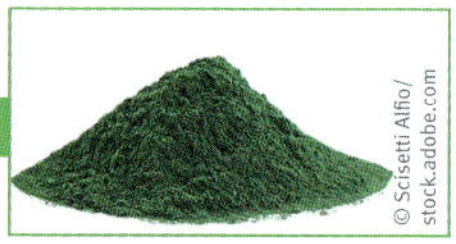

Spirulina

Kreuzblütler (ab S. 98)

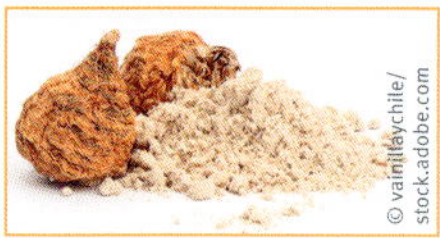

Maca

Fermentiertes (ab S. 106)

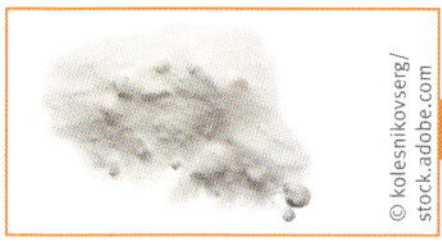

Joghurtferment

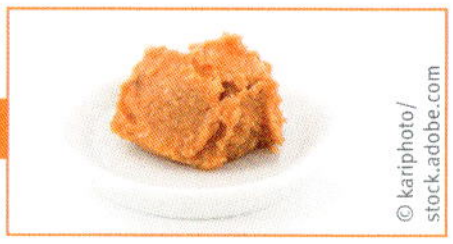

Miso

+

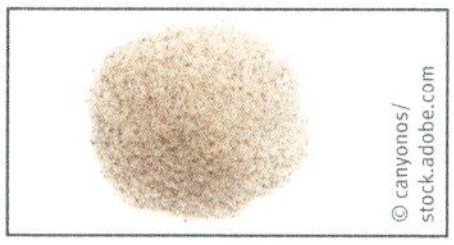

Flohsamenschalen

Nüsse + Saaten (ab S. 112)

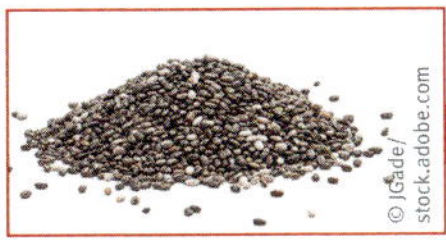

Chiasamen

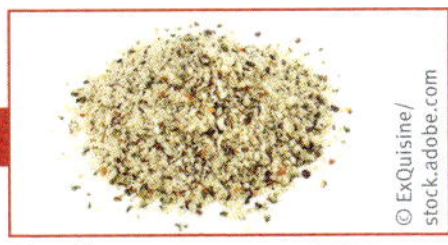

Hanfsamen, geschält

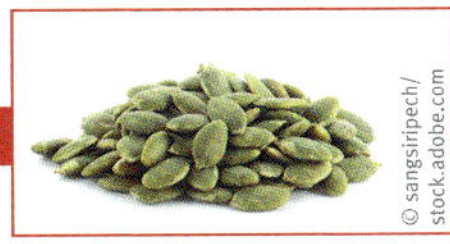

Kürbiskerne

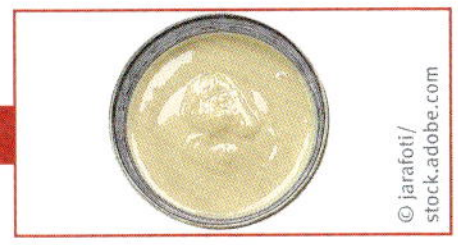

Mandelmus

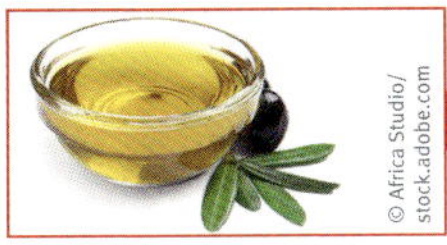

Olivenöl

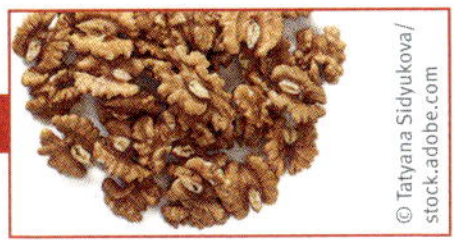

Walnüsse

Good Mood Food (ab S. 124)

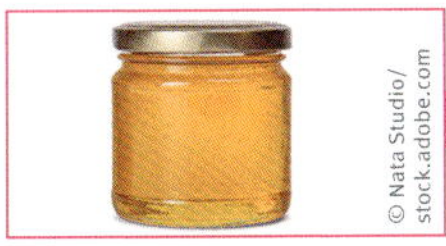

Honig

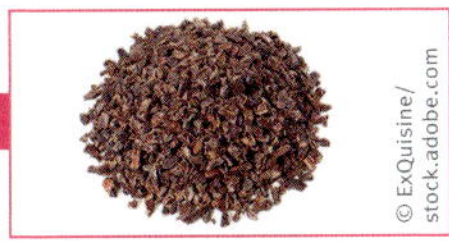

Kakaonibs

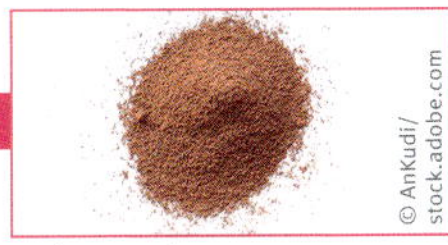

Kakaopulver

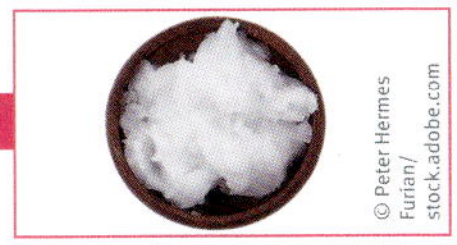

Kokosöl

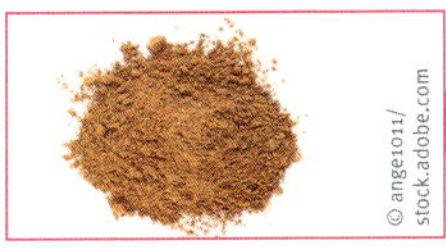

Zimt

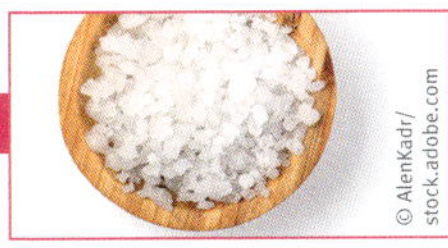

Salz

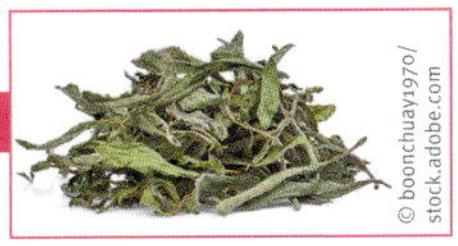

Stevia

Protein extra (ab S. 134)

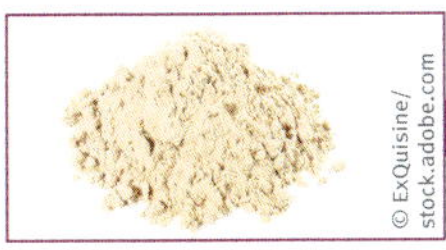

Erbsenprotein

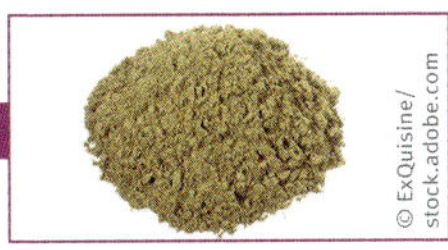

Hanfprotein

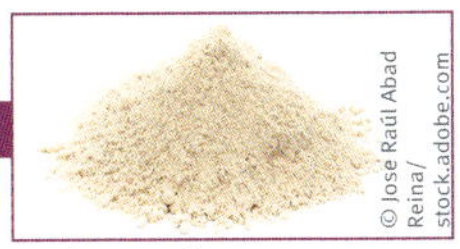

Reisprotein

Adaptogene (ab S. 142)

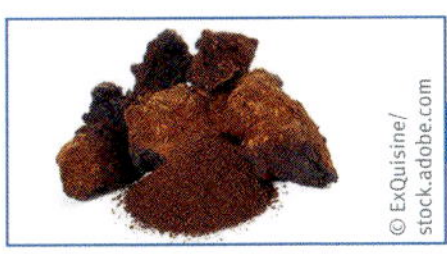

Chaga

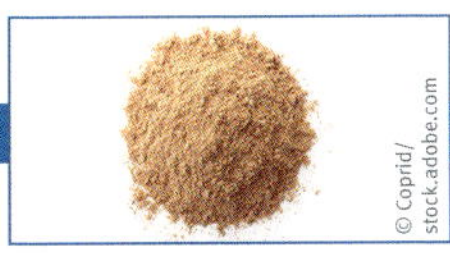

Ingwerpulver

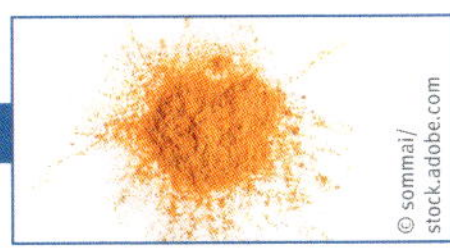

Kurkumapulver

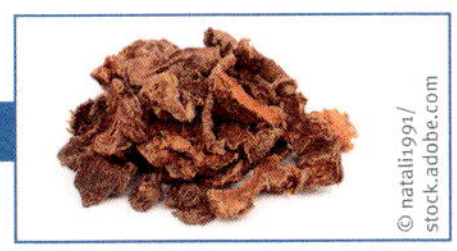

Rhodiola

Die Vorgehensweise: step by step

Da wir ja nicht mit strengen Vorgaben arbeiten, konzentrieren wir uns darauf, sukzessive und nach persönlichem Geschmack neue Mahlzeiten in unseren Speiseplan zu integrieren.

»Add-in« – Einstieg leicht gemacht

Gehen wir also den zwanglosen Weg des »Add-in« (engl. »hinzufügen«) und mixen wir uns Schritt für Schritt durchs Rezepte-Navi. Wir richten unseren Fokus auf all die herrlich frisch schmeckenden Mahlzeiten und erobern uns so in unserem eigenen Tempo eine supergesunde Ernährung. Nach und nach werden die ungesunden Nahrungsmittel ihren Reiz verlieren.

Ein sukzessiver Einstieg ist nicht nur zu empfehlen, sondern meist auch die einzig mögliche Gangart für unsere »High-End-Ernährung«. Wenige Menschen würden es schaffen, sich von jetzt auf gleich zu 100 Prozent mikronährstoffreich zu ernähren und dauerhaft dranzubleiben. Wir sind mit der Normalkost in der Regel so weit weg von einer ursprünglichen Ernährung, dass wir von einer radikalen Umsetzung körperlich und mental überfordert wären. Die Transformation durch naturbelassene Ernährung ist umwälzend und braucht Zeit. Die Gelüste nach gewohnter Kochkost würden übergroß werden und der Körper würde wahrscheinlich mit zu heftigen Detoxerscheinungen reagieren.

Es lohnt sich wirklich, aus jeder Kategorie zunächst ein paar Rezepte zu erlernen. Nimm dir einige Wochen Zeit, um Geschick in der Zubereitung zu entwickeln und um dich auf die neuen Aromen einzustimmen.

Wie kannst du dich vorarbeiten?

Du kannst dir z. B. jede Woche eine Kategorie vornehmen und daraus drei Rezepte ausprobieren. Aus diesen Rezepten kannst du dein Lieblingsrezept in die nächste Woche mitnehmen und ein paar Mal zubereiten, während du aus der nächsten Kategorie wieder drei Rezepte deiner Wahl lernst.

Wenn du so fortfährst, hast du nach acht Wochen jede Menge Praxis mit der Zubereitung und der Wirkung von 24 neuen Speisen gesammelt und deine acht ausgewählten Rezepte gehen dir schon schnell von der Hand. Gratuliere!

Hier noch eine Erfahrung aus meiner täglichen Arbeit mit Coaching-Klienten. Im Grunde gibt es zwei Gruppen: Ein Teil der Klienten probiert in kürzester Zeit alle Rezepte durch, strebt dauernd nach Abwechslung und sucht schon bald im Internet nach den nächsten Anregungen. Der andere Teil experimentiert mitunter wochenlang mit nur zwei, drei Rezepten.

Welches Vorgehen ist erfolgreicher? Nun, meiner Beobachtung nach ist das langsame Vorgehen nachhaltiger und erfüllender – ganz einfach deshalb, weil nicht ein Großteil der Energie und Zeit auf die neue Ernährung verwendet wird und mehr Zeit bleibt, um die körperlichen und mentalen Veränderungen, die schon wenige neue Gewohnheiten mit sich bringen, wahrzunehmen und gebührlich zu feiern. Es ist wichtig zu wissen, dass wir in diesem Programm mit Hebelwirkung arbeiten. Mit wenig Neuem erreichen wir viel. Wichtiger, als dauernd neue Rezepte auszuprobieren, ist sich mit den Zielen zu beschäftigen, die man mit seinem neuen Wohlbefinden erreichen möchte. Herauszufinden, wo man mit seiner neuen Lebensenergie eigentlich hinmöchte.

Prüfe mit der Nährstoff-Checkliste

Du möchtest wissen, ob du mit Makro- und Mikronährstoffen gut versorgt bist? Dann lasse am Abend mal Revue passieren, welche Lebensmittel du im Laufe des Tages gegessen hast, und gleiche das Ergebnis mit der Nährstoff-Checkliste (Seite 62) ab. Im Prinzip zerlegst du damit geistig die Rezepte wieder in ihre Bestandteile – ganz grob. Das ist auch eine gute Übung, um sich bewusster zu werden, was man tagsüber tatsächlich so isst.

Die Nährstoff-Checkliste im Wochenüberblick findest du auch als Download zum Ankreuzen auf unserer Website (Seite 151).

Hinweis zur Menge der Nüsse und Saaten: Wenn du vollständig nach unserem System unterwegs bist, solltest du etwa 40 Prozent deines Kalorienbedarfs mit Proteinen und Fetten aus Nüssen und Saaten decken. Beispiel: Bei einem Kalorienbedarf von 2400 sind 40 Prozent folg-

Nährstoff-Checkliste: »Bin ich optimal mit Nährstoffen versorgt?«

Wie viel von der Liste hast du heute geschafft?

1 Portion entspricht 100–150 g

- 3 Portionen »normales Gemüse«: Gurken, Karotten, Paprika, Tomaten, Fenchel, Lauch
- 80 g Beeren
- 1 Apfel bzw. 1 Orange
- 2 Portionen Greens: Grünkohl, Mangold, Petersilie, Romanasalat, Rucola, Spinat, Sprossen, Microgreens
- 2 Portionen Kreuzblütler: Blumenkohl, Brokkoli, Kohlrabi, Weißkohl, Wirsing, Kresse, Radieschen, Rettich
- 1 Portion Fermentiertes: Sauerkraut, Kimchi, Miso, veganer Joghurt
- 1 extragroße Tasse Nüsse und Saaten
- 2 EL Olivenöl
- 1 EL Kokosöl
- 2 EL Proteinpulver (bei Bedarf): z. B. Erbsen-, Hanf- und Reisprotein mischen

lich 960 kcal. Das entspricht bei der genannten Nuss-Saaten-Mischung einer Gesamtmenge von etwa 120 g, etwa also einer großen Tasse.

Hinweis zum Proteinpulver: Wenn deine Muskeln trotz Training nicht wachsen wollen oder du dich von einer schweren Krankheit oder Operation erholen musst, dann stelle deinem Körper mit Proteinpulver mehr Eiweißbausteine zur Verfügung. Damit tust du auch deinem Immunsystem einen Gefallen. Du wirst staunen, wie schnell du mit unseren Rezepten dein Soll erfüllst.

Superfoods als Extra: Um die Checkliste übersichtlich zu halten, sind nur »gewichtige« Lebensmittel aufgenommen.

Selbstverständlich ist es unser Ziel, unsere tägliche Ernährung bei jeder Gelegenheit mit Superfoods in kleinen Mengen aufzupeppen, z. B. mit Mikroalgen, Meeresalgen und Gräsern sowie mit Heilpflanzen wie Chaga und Rhodiola.

Finde deinen eigenen Weg

Bist du bereit, durchzustarten? Dann lies hier, worauf du achten solltest, wenn du dich daranmachst, die ersten Lebensmittelkategorien und Rezepte zu erobern.

Zuallererst sei dir bewusst, dass die Ernährungsumstellung frei von Zwängen ist und dich von überkommenen Vorstellungen lösen kann.

Mach dich frei

Mach dich frei von der klassischen Vorstellung, wie Frühstück, Mittagessen und Abendessen auszusehen haben. Niemand hält dich davon ab, morgens eine würzige Suppe zu essen und abends ein High-End-Eis zu schlemmen, das eine geballte Ladung gesunder Makro- und Mikronährstoffe enthält und so eine vollwertige Mahlzeit darstellt. Eine Hauptmahlzeit muss auch nicht als Einheit auf großem Teller daherkommen. Vielleicht nimmst du zum Mittagessen einen Smoothie, ein wenig Sauerkrautsalat und fünf gesunde rohe Vanillekipferl zu dir.

Mach dich frei von den klassischen drei Mahlzeiten am Tag. Wie viele Mahlzeiten brauchst du wirklich, um gut genährt zu sein? Vielleicht reichen zwei? Je mehr Entlastungszeit du deinen Verdauungsorganen gönnst, umso besser.

Mach dich frei von der Vorstellung, dass Sattsein etwas mit Völlegefühl zu tun hat. Du kannst mit einem Immunity-Eating-Essen über Stunden hinweg bestens versorgt sein, ohne dass du dich schwer fühlst. Ja, du kannst danach sofort Sport machen.

Mach dich frei von der Vorstellung, dass ein Mensch ein warmes Essen am Tag braucht. Finde deine eigene Wahrheit und beachte, dass du alles, was wir hier zubereiten, auch erwärmen und sogar kochen kannst. Dann führt dein Weg zu einer gesünderen Ernährung eben über die vegane Kochkost. Auch wenn beim Durchkochen viel von den Vitalstoffen verloren ginge, wirst du dich wahrscheinlich trotzdem besser ernähren als vorher.

Mach dich frei von dem Gedanken, dass nur feste Nahrung satt macht. Smoothies, Proteindrinks und sogar Tees können mit den entsprechenden Zutaten eine Mahlzeit ersetzen und dir Energie für die nächsten paar Stunden liefern. Du wirst überhaupt feststellen, dass du weniger als zuvor essen »musst«, weil dein Stoffwechsel sich mit der Zeit optimiert und du mehr Nährstoffe aus dem Essen ziehst. Und dies ist nun mal der Weg zu strahlender Gesundheit. Durch weniger Nahrung wird dein ganzes System entlastet, deine Regeneration läuft optimiert ab und dein Immunsystem funktioniert besser.

Mach dich frei von der Fixierung auf gewohnte Geschmäcker. Living Food schmeckt sehr wahrscheinlich anders als vieles, was du bisher kennst. Um sich auf einen neuen Geschmack einzustellen, braucht es mitunter mehrere Anläufe. Wenn du dich erst einmal auf naturbelassene Ernährung eingestellt hast, wird das Verlangen danach unumkehrbar. Viele unserer Teilnehmer berichten davon, dass sie über die Zeit unseres Programms durch die ausschließliche Verwendung von natursüßen Lebensmitteln ein ganz anderes Gefühl für Süße bekommen haben.

Bleibe entspannt, mach dein Ding

Wir Menschen sind verschieden und deshalb ist es gut, wenn jeder lernt, »sein eigenes Ding« aus diesem System zu machen – abhängig von seinen körperlichen Voraussetzungen, seinen Möglichkeiten oder auch von seinem Leidensdruck.

Du wirst vielleicht so inspiriert sein, dass du deine eigenen Rezepte erfindest und immer wieder abwandelst. Mach dir aber keinen Stress mit der Vielfalt. Selbst wenn du täglich nur eine einzige Mahlzeit durch immer das gleiche Mikronährstoff-Gericht ersetzt und ansonsten bei deiner bisherigen Kost bleibst, wird es seine Wirkung entfalten.

Hier ein konkretes Beispiel: Wie würde sich dein Leben ändern, wenn du jeden Tag bis zum Ende deines Lebens statt eines normalen Frühstücks den Basen-Drink (Seite 88) zu dir nähmest? Mit diesem Mix aus Beeren und Gemüse bringst du jede Zelle zum Jubeln und du hilfst deinem Körper, säureüberschüssige Nahrungsmittel abzupuffern. Würde das einen Unterschied machen? Ohne jeden Zweifel. Das hätte eine riesige Hebelwirkung auf die Hydrierung deines Körpers, die Darmperistaltik und natürlich das Immunsystem. Höchstwahrscheinlich würde es über die Zeit automatisch geschehen, dass du dich auch den Rest des Tages gesünder ernähren würdest.

Sprenge die 60-Prozent-Marke

Erfahrungen zeigen, dass es erstrebenswert ist, wenn sich der Anteil von Living Food zwischen 60 und 80 Prozent einpendelt. Wenn du über 60 Prozent deiner Kalorien oder entsprechend zwei von drei Mahlzeiten mit unseren Rezepten bestreitest, dann bist du schon in einem sehr gesunden Bereich und du wirst die Erfolge deutlich spüren. Das wären, großzügig gerundet, 14 Rezepte in einer Woche, wenn wir von insgesamt 21 Essen in der Woche ausgehen (drei pro Tag). Schaffst du das? Und falls Du deinen Rohkostanteil noch weiter erhöhen möchtest, hier die positive Nachricht: Jenseits der 60-Prozent-Marke geht es einfacher.

Eine Ernährungsumstellung kann ja sehr herausfordernd sein. Möchtest du bei Schwierigkeiten und Hindernissen lieber persönlich durch uns unterstützt werden? Wir helfen dir gerne mit unseren Einzel- und Gruppen-Coachings oder auch mit Selbstcoaching-Tools (Seite 151) weiter.

Geh von Flüssig nach Fest

Der Körper ist vormittags noch auf innere Reinigung und Ballastabwerfen eingestellt. Flüssige Mahlzeiten unterstützen diesen Prozess und rehydrieren den Körper, der über die Nacht viel Flüssigkeit verliert. Beginne daher mit flüssigen Mahlzeiten und gehe dann im Verlauf des Tages zu immer dichteren Mahlzeiten über.

Am allerbesten ist es, wenn du morgens mit einem Liter gutem Wasser den Körper durchspülst. Das regt den Stoffwechsel an, fördert die Verdauung und hilft Gifte auszuschwemmen.

Keine Regel ohne Ausnahme: Nehmen wir an, dir steht morgens ein schwieriges Gespräch mit deinem Chef bevor, dann wird es vorteilhafter für dich sein, dich mit einem kompakteren Gericht mit mehr Nüssen und Saaten zu erden. Mit Essen gestaltest du deine Performance!

Auch wenn du ausschließlich Rohkost zu dir nimmst, ist es immer besser, das schneller Verdauliche vorab zu dir zu nehmen, also zuerst den Smoothie, dann den Salat und dann den Keks. Noch besser wäre es natürlich, wenn du den Smoothie mit zeitlichem Abstand von mindestens zwei Stunden zu allem anderen zu dir nimmst oder einfach eine komplette Mahlzeit damit ersetzt.

Halte Essenszeitfenster ein

Wenn du schnell große Fortschritte machen willst, dann kombiniere unser Ernährungskonzept mit dem bekannten Intervallfasten. Wenn die Fastenzeit lang genug ist, hat der Körper die Möglichkeit, auf Zellebene gründlich aufzuräumen und Entgiftung zu betreiben. Eine lange Fastenzeit ist auch eine der besten Strategien, den Kraftwerken in den Zellen (Mitochondrien) zu mehr Power zu verhelfen, was die Lebensenergie und Leistungsfähigkeit drastisch erhöhen kann.

Es gibt viele verschiedene Formen des Intervallfastens. Am leichtesten durchführbar ist Intervallfasten 16/8. Hier findet die Nahrungsaufnahme in einem Zeitfenster von 8 Stunden statt. Die restlichen 16 Stunden trinken wir nur Wasser, ungesüßten Tee oder – wenn es sein muss – schwarzen Kaffee.

Die meisten Menschen kommen mit einem Essenszeitfenster zwischen 10 und 18 Uhr gut zurecht. Wenn du weiter gehen willst, kannst du ein Zeitfenster fürs Essen auf 6 Stunden verkürzen.

Freue dich auf Idealgewicht und Verjüngung

Zu Beginn der Ernährungsänderungen ist man die neue Leichtigkeit im Verdauungsapparat noch nicht gewohnt und neigt dazu, mehr zu essen, als man wirklich braucht. Da man sich an Rohkost mit viel Gemüse jedoch schwerlich überessen kann, fällt das Erreichen des Idealgewichts durch Einsparung von Kalorien mit mikronährstoffreicher Ernährung nach einer gewissen Zeit relativ leicht.

Besonders interessant ist hierbei, dass Kalorienrestriktion – ähnlich dem Intervallfasten – eine starke positive Wirkung auf das Immunsystem hat.

Unter dem Kalorienbedarf zu essen, verlängert nachweislich die Lebensspanne. Es verbessert die Regenerationsmechanismen des Körpers und verjüngt. Kalorienrestriktion wirkt außerdem positiv auf die Gene, die Alzheimer verhindern können, und unterstützt unsere Mitochondrien, die Kraftwerke unserer Zellen.

Unterkalorische Ernährung ist das natürliche Ergebnis einer vitalstoffreichen Ernährungsweise. Sie funktioniert nur, wenn der Körper alle Mineralien, Vitamine, Enzyme, Proteine, essenziellen Fette und komplexen Kohlenhydrate bekommt und sich eine gute Versorgung bis auf die Zellebene einstellt. Je vielfältiger und intensiver du im Erfolgs-Navi unterwegs bist, umso näher kommst du diesem Ziel. Darüber hinaus bewirkt unsere Auswahl an Lebensmitteln, dass sich Darmbakterien in deinem Darm ansiedeln, die dir beim Abnehmen helfen.

Im Übrigen hat Abnehmen mit mikronährstoffreicher Ernährung noch einen weiteren positiven Effekt: Mit Rohkost nehmen wir viele Mineralstoffe und Vitamine auf, welche die Kollagensynthese unterstützen. Das strafft die Haut.

Lerne den Detox-Effekt zu steuern

Wenn du deinen Rohkost-Gemüse-Anteil hochfährst, ist das für den Körper das Mittel, um sich verstärkt zu entgiften, wir sprechen dann von »Detox«. Insbesondere grüne Blätter sind reich an basischen Mineralien und können gesundheitsschädliche Säuren neutralisieren und ausleiten.

Detox ist so, wie wenn man in einen Teich steigt und dabei den Schlammboden aufwühlt. Dabei wird nicht nur auf körperlicher Ebene »alter Schlamm« aufgewühlt, sondern auch auf emotionaler Ebene. Das ist Teil des Reinigungsprozesses. Je nach Konstitution und Detox-Stärke kann es zu verschiedenen Reinigungsreaktionen kommen, darunter:

- Erkältung, Verschleimung, laufende Nase
- Kopfschmerzen
- Pickel oder unreine Haut
- Fieber
- Energieverlust
- Schmerzen

Diese Reaktionen sind völlig normal, weil sie anzeigen, dass der Körper auf dem Weg der Regeneration ist.

Woher du weißt, dass es sich um ein Detox-Symptom handelt? Nun, wenn du durch die Beschwerden durch bist und dich in der Folgezeit spürbar fitter fühlst, dann war es höchstwahrscheinlich ein Detox-Symptom.

Du kannst deinen Körper dabei unterstützen, durch den Detox-Prozess leichter hindurchzukommen:

- viel gutes Wasser oder Basen-Tee trinken
- Ausdauertraining
- Selbstmassage für die Lymphe
- heiße Fuß- oder Vollbäder, am besten mit Natron, einer basischen Verbindung, die hilft, Säuren über die Haut auszuleiten

Was kann man tun, wenn man das Gefühl hat, die Transformation geht zu schnell? Im Grunde ist es wie bei einem Nikotinentzug: Wer es als Raucher nicht mehr aushält und zur Zigarette greift, fühlt sich gleich sehr viel besser. Wer also bei der Ernährungsumstellung schlechte Laune bekommt und dann in eine Brezel beißt, der entspannt sich mit dem einsetzenden Blutzuckerhype sofort.

Wie wäre es mit gesünderen Alternativen? Hier unsere Tipps für schwache Momente:

- Avocado
- Nüsse und Mandeln
- anaerobes Training wie Gewichte heben oder schnelle Sprints.

Wichtig: Es ist nicht schlimm, schwach zu werden. Abzubremsen, wenn es nötig scheint, ist eine Lernerfahrung innerhalb eines ganz individuellen Prozesses. Jeder Tag bietet die Chance auf einen Neuanfang!

Entsaften für den Übergang

Wenn du die Menge an Rohkost noch nicht so gut verträgst und sich Blähungen einstellen, dann könntest du statt der ballaststoffreichen Smoothies und Gemüsegerichte einfach ballaststoffarme Säfte trinken. Säfte sind sowieso der Königsweg bei einer Ernährungsumstellung. Auch wenn man nach einer besonders schnellen und tiefgehenden Regeneration strebt, sind sie optimal.

Dennoch: Die Arbeit mit einem Entsafter ist sehr aufwendig und deshalb kaum längere Zeit durchzuhalten.

Für die Zeit des Übergangs könntest du jedoch folgenden Saft-Trick anwenden, für den du keinen Entsafter brauchst: Du machst dir einfach aus einem dickflüssigen Smoothie einen klaren Saft! Dafür brauchst du z. B.:

- 300 g Grünzeug, z. B. Grünkohl (ohne Strunk), Petersilie, Spinat
- 1 Gurke
- 3 Selleriestangen
- Ingwer
- 1 Zitrone
- 2 Äpfel
- 400 ml Wasser

Alles im großen Mixer gut durchpürieren. Wenn du diesen Smoothie jetzt durch ein Passiertuch, einen Nussmilchbeutel oder ein feines Sieb in eine Schüssel streichst, erhältst du einen klaren Saft ohne Faseranteile.

Auf deine Gesundheit! In zehn Sekunden weiß jede Zelle, dass der Körper gerade mit dem besten Stoff geflutet wird.

Haltbarkeit und Vorbereitung

Klar, frisch zubereitet ist alles am besten. Mein Credo jedoch ist: Lieber einen drei Tage alten Smoothie als gar keinen. Alle unsere Zubereitungen sind drei Tage im Kühlschrank haltbar. Wer wenig Zeit hat, sollte diesen Spielraum ausnützen und Speisen vorbereiten. Im Schraubglas abgefüllte Smoothies, Dips usw. verändern über den Drei-Tage-Zeitraum ihren Geschmack kaum.

Eine gute Idee ist es auch, Smoothies usw. am Vorabend teilweise vorzubereiten. Dafür säuberst du alle Zutaten, schneidest sie klein und gibst sie zusammen mit den Trockenzutaten in den Mixbecher. Den zugeschraubten Becher stellst du über Nacht in den Kühlschrank. Am nächsten Morgen brauchst du nur noch Wasser zuzugeben und alles zu mixen. Das ist sehr praktisch und man erhält sich die wichtigen Mikronährstoffe und den frischen Geschmack.

Triff deine individuelle Wahl

Das Ziel sollte sein, ein paar Speisen aus jeder Lebensmittelkategorie zubereiten zu können. In welchem Feld du einsteigst und in welcher Reihenfolge du weitermachst, ist deinen Vorlieben überlassen. Und wenn du geschmacklich besondere Vorlieben hast, wandle die Rezepte entsprechend ab. Verwende z. B. in würzigen Rezepten Balsamicoessig oder Kapern statt Zitrone.

Hier ein paar Anregungen, auf welche Kategorie du in welchen Fällen zurückgreifen kannst:

- Wenn es dein Problem ist, zu wenig Gemüse zu essen, oder du nicht glaubst, dass du acht Portionen Gemüse an einem Tag essen kannst
  ⇢ **Gemüse + Beeren** (ab Seite 72)
- Wenn du dich cleaner, leichter und strahlender fühlen möchtest
  ⇢ **Greens** (ab Seite 84)
- Wenn Krebsvorsorge für dich wichtig ist oder du nicht glaubst, dass du Kohl roh magst
  ⇢ **Kreuzblütler** (ab Seite 98)
- Wenn du deinen Darmbakterien etwas Gutes tun willst
  ⇢ **Fermentiertes** (ab Seite106)
- Wenn du befürchtest, bei ausschließlich veganer Rohkost zu verhungern, oder du alles magst, was herzhaft schmeckt
  ⇢ **Nüsse + Saaten** (ab Seite 112)
- Wenn dir die Idee gefällt, dass man Schokolade supergesund herstellen kann, und du ohne Sweets das Leben nur halb so schön findest
  ⇢ **Good Mood Food** (ab Seite 124)
- Wenn deine Muskeln mehr Futter brauchen
  ⇢ **Protein extra** (ab Seite 134)
- Wenn Stressreduktion wichtig für dich ist und du gerne ein warmes Getränk in der Hand hältst
  ⇢ **Adaptogene** (ab Seite 142)

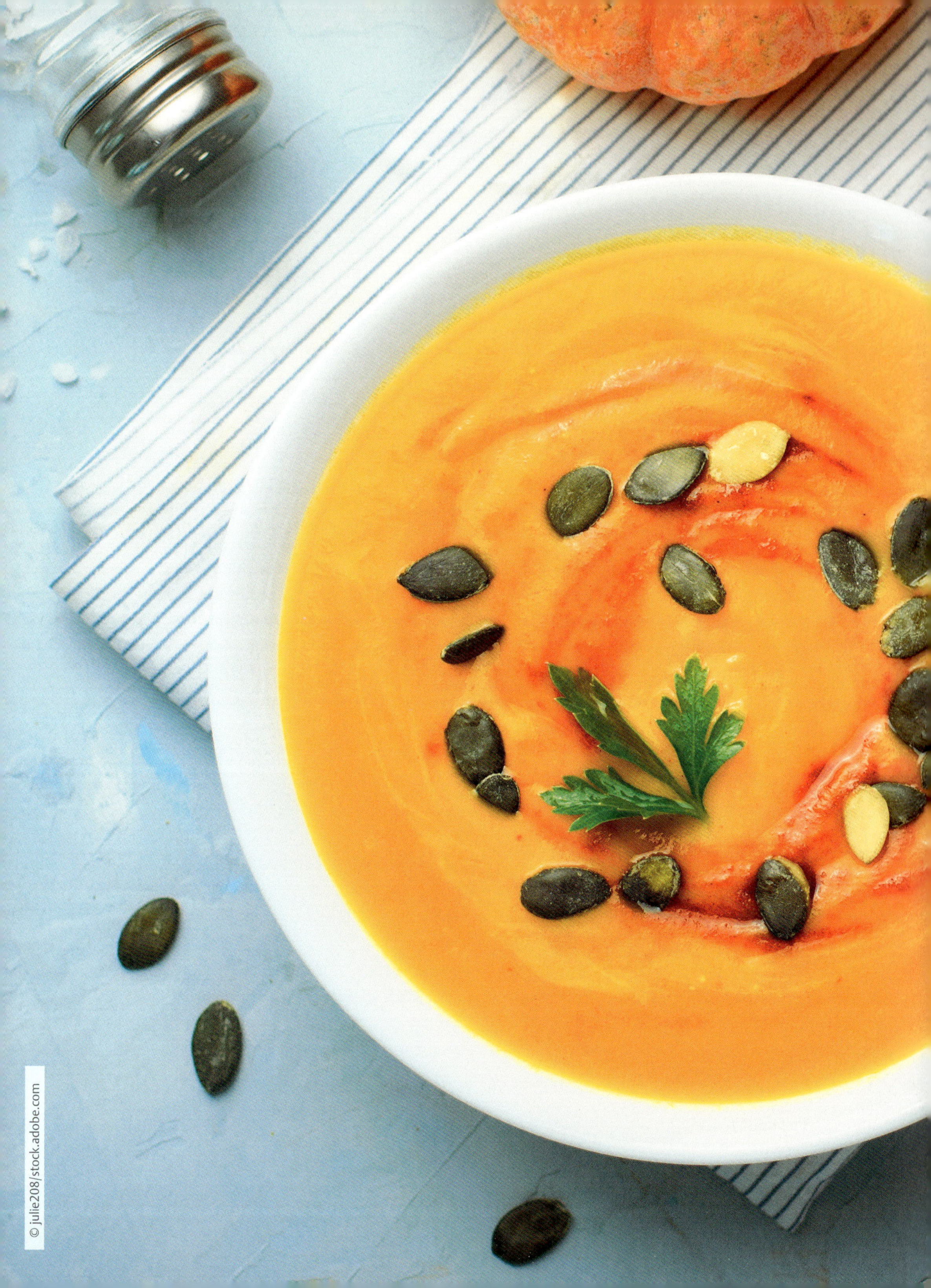

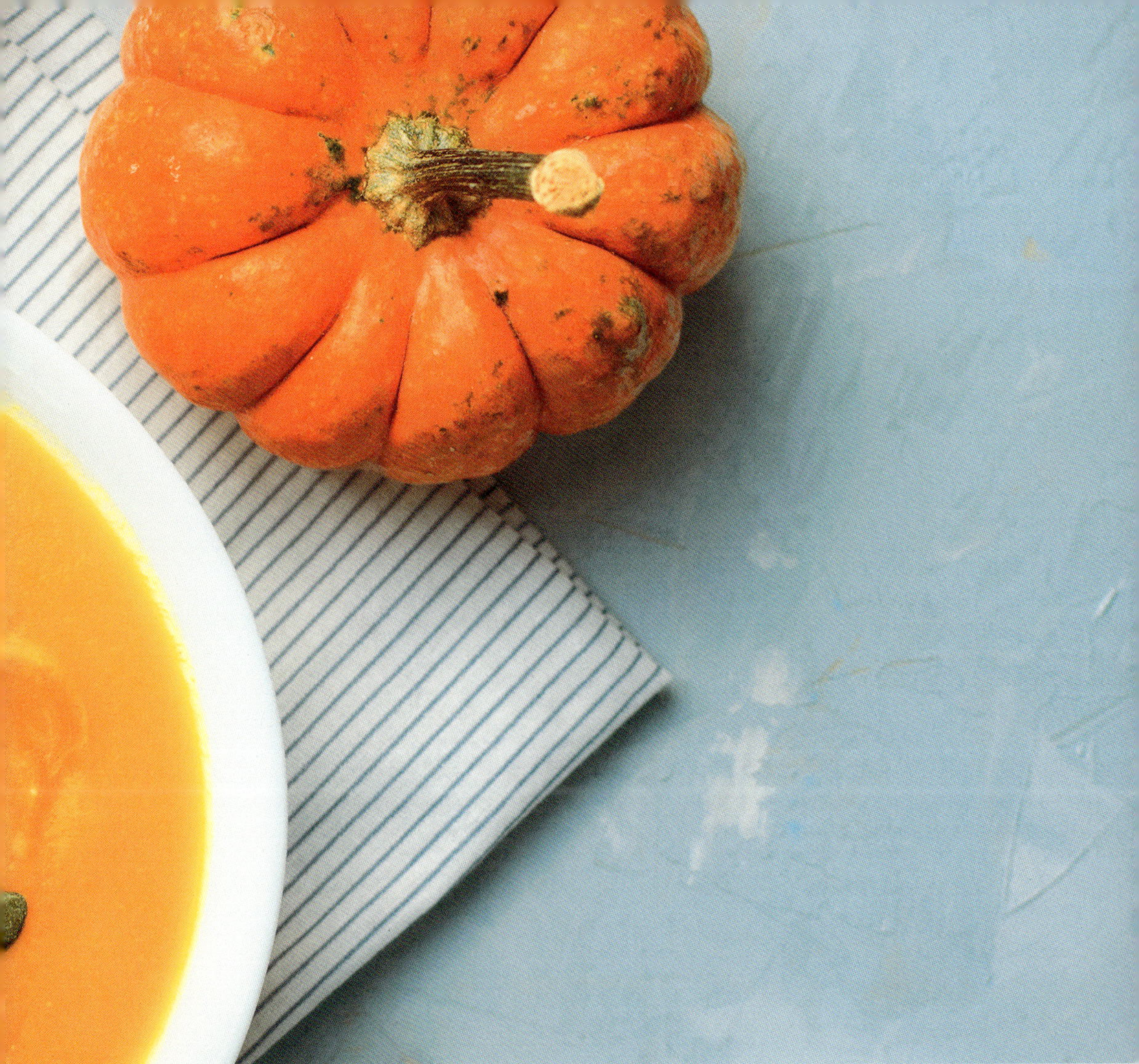

Die Rezepte

Der einfachste Weg zu einem starken Immunsystem: Mit vitalstoffreichen Zutaten zauberst du im Handumdrehen raffinierte Gerichte – lass dich überraschen!

1 GEMÜSE & BEEREN

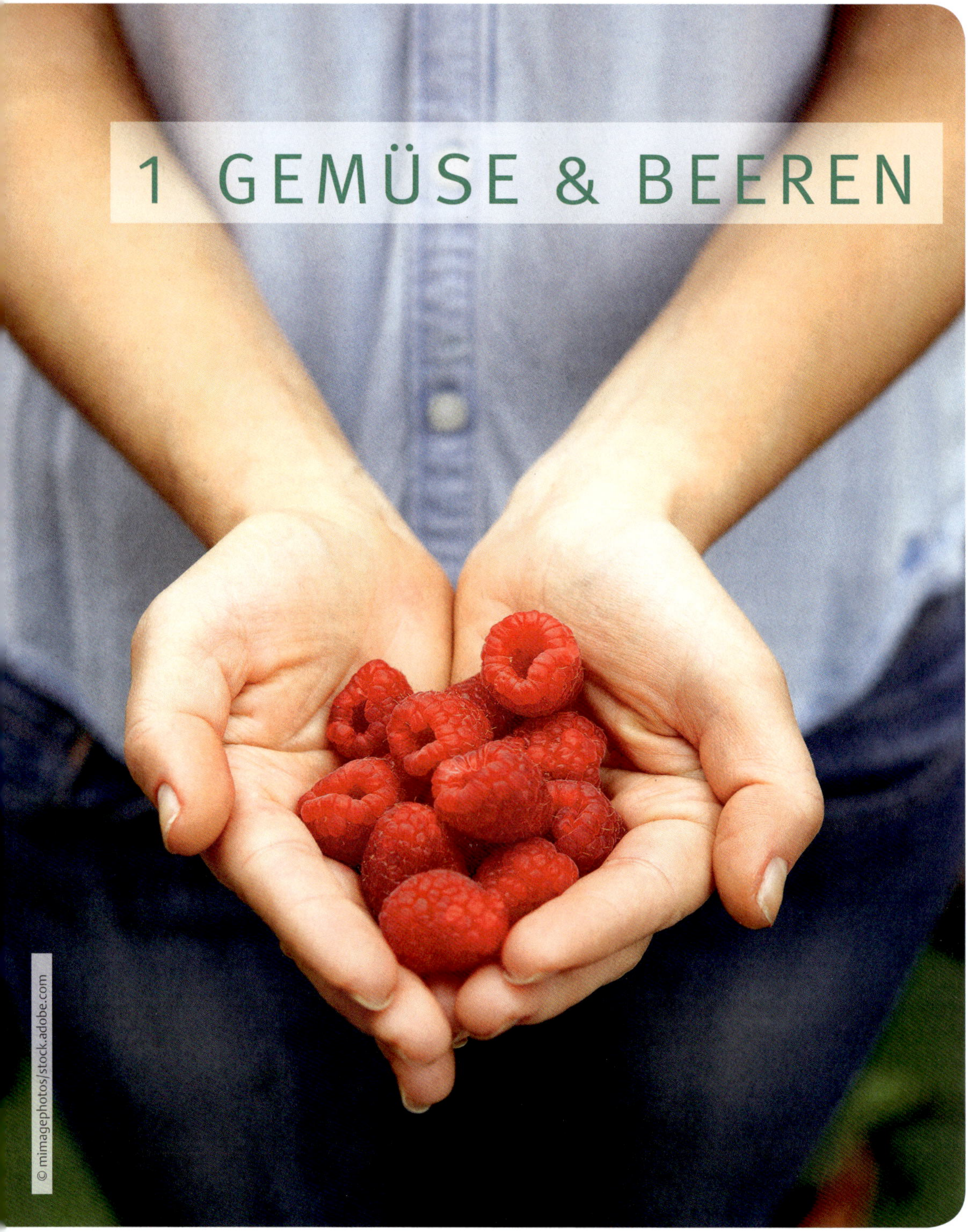

Gesunde Kohlenhydrate und Ballaststoffe

Im Mittelpunkt stehen in dieser Kategorie Beeren und »Normal«-Gemüse wie Frucht-, Wurzel-, Knollen- und Stängelgemüse, die wir in ihrer ganzen bunten Vielfalt in großen Mengen konsumieren können, um uns grundlegend mit den guten Kohlenhydraten, Ballaststoffen und Antioxidanzien zu versorgen.

In diesem Kapitel lernst du, den Klassiker »Spaghetti mit Tomatensoße« auf die rohköstliche Weise aus den gesunden Low Carbs zuzubereiten, indem du nur Gemüse dafür verwendest. So hast du eine geringe Menge an Kohlenhydraten bei maximal vielen Mikronährstoffen und kannst die weniger vorteilhaften Nudeln aus Weizen umgehen.

Durch die Vielzahl neuer Rezeptideen wirst du deine Vorstellung von Salat enorm erweitern – nimm dazu unsere Zutatenliste für Salate (Seite 78) zu Hilfe. Es geht darum, den Gemüsegenuss zu erhöhen, indem du immer wieder wechselnde Kombinationen findest, die ein neues Geschmackserlebnis bereithalten. Kombiniere doch z. B. mal Rote Bete mit Himbeeren (Seite 76). Du wirst staunen!

Besonders wichtig ist auch, in welcher Weise du die verschiedenen Gemüse zerkleinerst. Es verhält sich so wie bei normalen Nudeln: Die Form bestimmt über den Geschmack und das Kauerlebnis. Nimm dir ein Messerchen und einen Zerkleinerer und finde heraus, welches Gemüse dir in welcher Form am besten schmeckt. Es muss nicht alles die gleiche Größe haben.

Der Goji-Smoothie (Seite 75) ist sehr praktisch, weil er sich komplett aus Lebensmitteln aus der Vorratshaltung zusammensetzt. Die Kombination von einheimischen (gern auch gefrorenen) Himbeeren und exotischen Goji-Beeren ist natürlich ein Traum.

Wer den Geschmack von Kokosmilch mag, kann sie sich selbst machen. Sie ist weniger zum puren Trinken gedacht als vielmehr zum Verfeinern von diversen Smoothies und Suppen. Das Rezept (Seite 83) findet hier seinen Platz, weil Kokosmilch Kohlenhydrate in Verbindung mit einer riesigen Menge an B-Vitaminen und Mineralstoffen liefert. Botanisch gesehen ist die Kokosnuss übrigens keine Nuss, sondern eine Beere oder Steinfrucht.

Beeren, Gemüse und Würze aus dem Vorratsschrank

Goji-Beeren schmecken nicht nur sehr gut, sondern gelten wegen ihrer Antioxidanzien und Vitalstoffe als Nahrungsmittel für ewige Schönheit und Langlebigkeit. Goji-Beeren gehören zu den wenigen Früchten, die außerordentlich reich an Proteinen sind und dabei ein vollständiges Aminosäureprofil aufweisen, das heißt, sie enthalten alle essenziellen Aminosäuren, die der Mensch nicht selbst bilden kann, die aber für einen reibungslosen Stoffwechsel unentbehrlich sind. Ihre langkettigen Zucker (Polysaccharide) und das Betacarotin wirken positiv auf das Immunsystem. Die Antioxidanzien Zeaxanthin und Letuin der Beeren wirken positiv auf das Sehvermögen.

Kokoschips bestehen aus dem getrockneten und in feine Streifen geschnittenen Fleisch der reifen Kokosnuss. Sie enthalten viel mittelkettige Fettsäuren, die leicht verdaulich sind und schnell Energie bereitstellen. Deshalb sind Kokoschips auch interessant bei Leber- und Gallenstörungen. Kokoschips enthalten relativ wenig Kohlenhydrate und viele Ballaststoffe und sind deshalb auch für Diabetiker zu empfehlen. Sie eigenen sich perfekt zum Knabbern, verleihen Smoothies und Shakes einen exotischen Geschmack und sind angenehm sättigend.

Getrocknete Tomaten geben Gemüsegerichten und Pestos zusätzlichen Pep, sowohl vom Geschmack als auch von der Textur her. Pur genossen sind sie ein perfekter und schnell verfügbarer Snack, z. B. bei der Arbeit oder unterwegs – immer dann, wenn es etwas Salziges oder Würziges sein soll. Im Vergleich zu einer frischen Tomate ist das Aroma bei einer getrockneten Tomate viel intensiver. Für die Haltbarmachung wird beim Trocknen Salz zugegeben.

Getrocknete Tomaten haben einen hohen Gehalt an sekundären Pflanzenstoffen, insbesondere an dem roten Antioxidans Lycopin, das als starker Radikalenfänger wirkt.

Hefeflocken gehören zwar nicht zu Gemüse und Beeren, dennoch haben wir sie in dieser Kategorie aufgeführt, weil wir sie hier für viele Rezepte brauchen. Sie verleihen den Speisen jenen »Umami«-Geschmack, den wir, aus der Normalküche kommend, so sehr lieben. Es ist jener deftig-würzige Geschmack, den wir bei Fleisch, Pilzen und Käse schmecken. Hefeflocken machen jede Speise nicht nur würziger, sondern auch cremiger. Die Flocken enthalten wichtige Aminosäuren, Mineralstoffe und Spurenelemente und vor allem auch B-Vitamine, die gut sind für Nerven, Haut und Haare.

Hefeflocken sind also nicht nur Würzmittel, sondern auch ein natürliches Nahrungsergänzungsmittel. Allerdings sind sie nicht rohköstlich, weil sie während des Herstellungsprozesses kurzzeitig auf 100 Grad erhitzt werden. Die Hefe wird meist auf Melasse kultiviert und durch Trocknung haltbar.

Goji-Smoothie

» Dieser belebende und hochantioxidative Smoothie ist komplett aus unserem Vorrat im Food-Baukasten und der Gefriertruhe kreiert – er ist also immer möglich, auch wenn wir keine Zeit zum Einkaufen haben.

Für 2 Portionen
20 Min.

80 g Goji-Beeren • 400 g Himbeeren • 80 g Hanf • 1 TL Zimt • 1–2 EL Kokosöl • 400 ml Wasser • 1 EL Honig oder/und ein paar Tropfen Stevia

- Alle Zutaten 20 bis 30 Sek. mit dem großen Mixer zerkleinern und den Smoothie gleich genießen.

Variante Kakao und Beeren gehen gut zusammen. Was liegt näher, als noch 1 EL Kakaopulver hinzuzugeben? Perfekt für Kakaofans.

Tipp Goji-Beeren gelieren über die Zeit, d.h., nach 15 bis 30 Min. hat man ein Dessert zum Löffeln. Nicht zu lange warten, denn sonst kann das Dessert leicht krisselig werden. Superfood-Foodies essen es natürlich auch noch am nächsten Tag mit höchstem Genuss.

Cremige Kürbis-Karotten-Suppe

» Diese Kürbissuppe dürfte ein Geschmackserlebnis für dich bereithalten. Roh zu einer Suppe püriert, schmecken auch vertraute Lebensmittel ganz neu.

Für 2 Portionen
15 Min.

400 g Kürbis (Muskat oder Butternut) • 2 Karotten • 2 EL Mandelmus • 2 EL Kokosöl • 400 ml Wasser (sehr warm oder kalt) • 1 TL Kurkumapulver • 1 TL Ingwerpulver • Salz • 1 EL Mandelmus zum Verfeinern • 1 Tasse Kürbiskerne • Chiliflocken

- Kürbis und Karotten in grobe Stücke schneiden.

- Alle Zutaten bis auf Kürbiskerne und Chiliflocken im großen Mixer zu einer sämigen Konsistenz verarbeiten.

- Suppe auf 2 Teller verteilen und mit 1 EL Mandelmus verzieren. Mit Kürbiskernen und etwas Chili bestreuen.

Varianten Die Suppe kann auch mit Süßkartoffel statt Kürbis zubereitet werden. Ein paar Röllchen Frühlingszwiebel machen die Suppe noch würziger. Als Einlage machen sich Avocadostückchen gut.

Foto Seite 70/71

Gazpacho light

» Wer im Flugzeug sitzt und es gut mit sich meint, trinkt Tomatensaft – er hydriert und wirkt antioxidativ. Das funktioniert natürlich auch am Boden. Diese Gazpacho ist ideal, wenn du dich innerlich ausgetrocknet fühlst.

Für 2 Portionen
⏲ 15 Min.

750 g Tomaten • 1 Paprika • 50 g Petersilie • 3/4 Gurke • Salz • 1 TL Paprikapulver • 1 Prise Chili

- Die Hälfte der geputzten Paprika und 1/4 der Gurke in kleine Stückchen schneiden und beiseite stellen. Die restliche Paprika und Gurke zusammen mit allen anderen Zutaten im großen Zerkleinerer nur kurz mixen, damit die Suppe noch stückig bleibt.

- Als Suppeneinlage die Paprika- und Gurkenstückchen zugeben.

Variante Für noch mehr Geschmack kannst du noch ein Bund Basilikum mit in den Zerkleinerer geben.

Tipp Wenn du den großen Mixer nimmst, verwende am besten die Pulstaste (so er eine hat) oder arbeite mit der niedrigsten Stufe nur ganz kurze Zeit.

Rote Bete mit Apfel und Himbeere

» Was unsere Hände so schön rot färbt beim Zubereiten von Roter Bete, ist der Farbstoff Betanin. Es ist ein starkes Antioxidans, das wir als Schutzstoff in der Mikronährstoff-Küche so sehr schätzen. Die Himbeeren heben die Knolle kulinarisch in den Himmel.

Für 2 Portionen
⏲ 20 Min.

400 g Rote Bete • 1 Apfel • 2 Frühlingszwiebeln • 4 El Olivenöl • 2 EL Zitronensaft • Salz • Pfeffer • 100 g Himbeeren (frisch oder TK)

- Himbeeren ggf. auftauen lassen.

- In der Zwischenzeit die ungekochte Rote Bete schälen und mit dem Zerkleinerer fein verarbeiten.

- Apfel entkernen und in kleine Stücke schneiden, Frühlingszwiebeln in kleine, breite Röllchen schneiden.

- Alle Zutaten bis auf die Himbeeren in einer Schüssel gut vermengen.

- Die Himbeeren vorsichtig unterheben.

» Gazpacho light

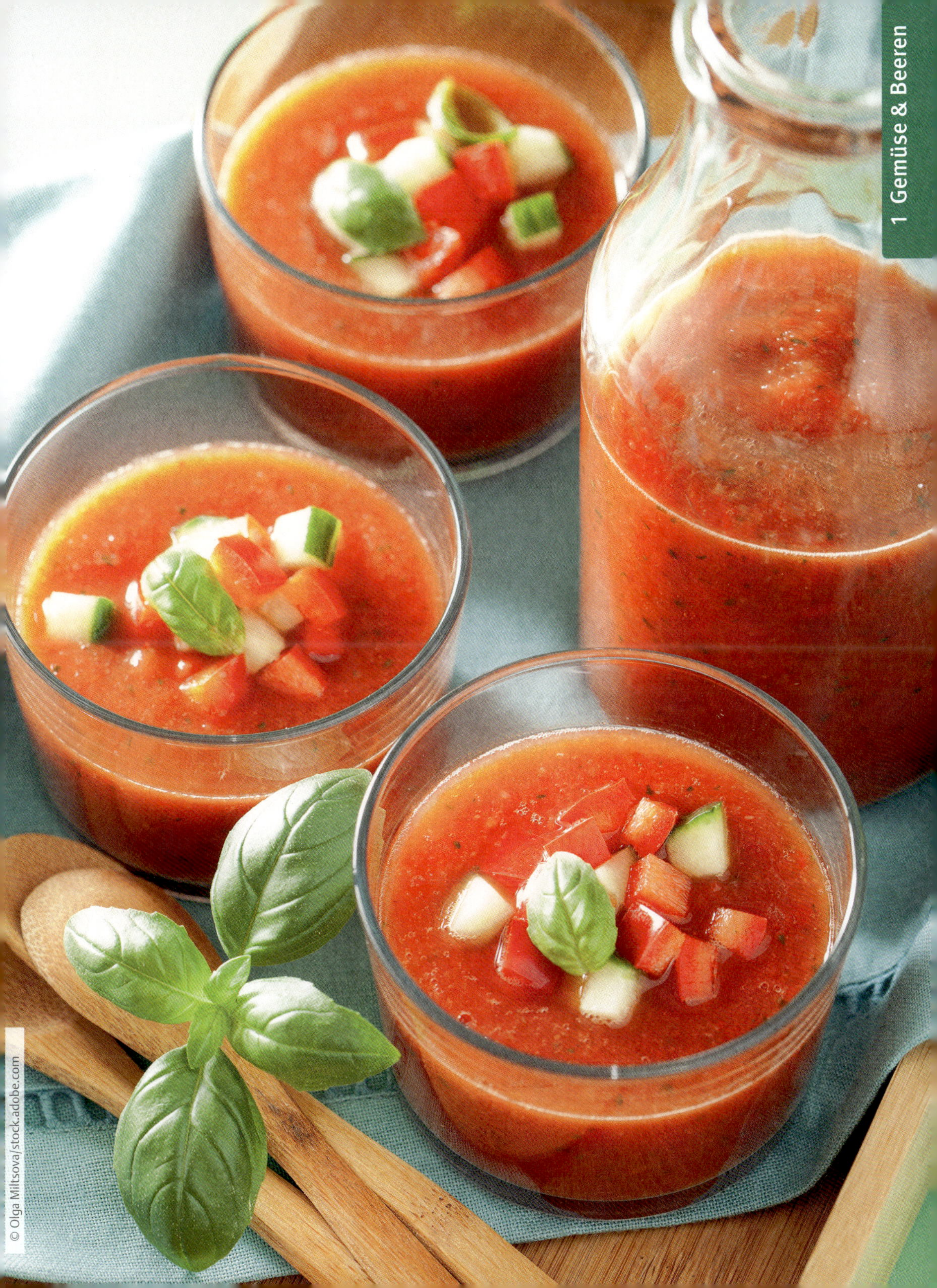

Großer Salat »Freestyle«

» Jeden Tag einen großen Salat zu essen gehört zur Königsdisziplin. Neben etwas Blattsalat und Kräutern geht es hier vor allem um »Normal«-Gemüse wie Tomate und Gurke sowie die Beeren, zu denen im Übrigen auch Oliven und Avocados zählen. Die Auswahlliste kann immer wieder neue Anregungen für Kombinationen geben.

Für 1 Portion
20 Min.

Für den Salat 600–800 g von insgesamt 4–5 Zutaten:
- grünen Blättern (z. B. Feldsalat, Kopfsalat, Endiviensalat, Spinat)
- Wildpflanzen (z. B. Löwenzahn, Gundermann, Brennnessel, Vogelmiere, Giersch)
- Gartenkräutern (z. B. Petersilie, Schnittlauch, Kapuzinerkresse)
- Fruchtgemüse (z. B. Gurke, Paprika, Tomaten, Zucchini, Hokkaido)
- Wurzelgemüse (z. B. Karotten, Pastinaken, Petersilienwurzeln, Süßkartoffeln, Rettich)
- Knollengemüse (z. B. Sellerie, Fenchel)
- Hülsenfrüchten (z. B. Erbsen, frisch oder TK)
- Lauchgewächse (z. B. Zwiebeln, Frühlingszwiebeln, Knoblauch)
- Pilzen (Champignons, Pfifferlingen)
- Oliven
- Avocados
- Beeren, wie Himbeeren, Heidelbeeren und Erdbeeren, aber auch Gojibeeren

Für das Dressing:
- 1 EL Zitronensaft
- 3–4 EL Öl
- Salz
- Pfeffer

● Alle ausgesuchten Zutaten mit dem Messer oder dem Zerkleinerer zerkleinern und zu einem Salat mischen oder einzeln auf einem Teller anrichten.

● Aus Zitronensaft, Öl, Salz und Pfeffer eine einfache Salatsoße herstellen und mit dem Salat mischen.

Variante Wer es geschmacklich raffinierter mag, bereitet das »Ultimative Salat-Dressing« (Seite 79) zu.

Tipp Beeren geben jedem Salat eine exquisite Note. Lass dich bei der Auswahl vom Farbspiel leiten.

Ultimatives Salat-Dressing

» Um ein einfaches und dennoch großartiges Dressing zu machen, müssen alle Hauptgeschmacksrichtungen (siehe Box unten) harmonisch zusammenkommen. Als Basis dient ein gutes Öl, z. B. Olivenöl.

Für 2 Portionen
⏲ 5 Min.

6 EL Olivenöl • ein paar Stängel Basilikum • 3 EL Zitronensaft • Salz • etwas Honig/Stevia • 2 EL Hefeflocken • Pfeffer

- Basilikumblätter kleinschneiden und über den Salat geben.

- Alle weiteren Zutaten in eine Tasse geben und durchrühren.

Variante Mixe alle Zutaten im kleinen Zerkleinerer zu einer grünen Soße.

Die Hauptgeschmacksrichtungen

Bitter: z. B. Basilikum, Dill, Chicorée und Radicchio
Sauer: Saft einer Zitrone
Salzig: Meersalz oder Himalaya-Salz
Süß: Honig oder Stevia
Umami: Hefeflocken und/oder 2 getrocknete Tomaten und/oder geräuchertes Paprikapulver
Scharf: Pfeffer, Chili

Exotischer Karottensalat mit Kokoschips

» Die Kokoschips bringen geschmacklich Pep und Exotik in den gewöhnlichen Karottensalat und versorgen den Körper mit Energie und natürlichen Ballaststoffen. Außerdem sorgen sie mit ihrem leichten Crunch für ein besonderes Kauerlebnis. Unbedingt probieren!

Für 2 Portionen
⏲ 15 Min. + 1 Std. Marinierzeit

400 g Karotten • 50 g Kokoschips • 6 EL Olivenöl • 2 EL Zitronensaft • 1 TL Ingwerpulver oder ein Stück frischer Ingwer • Salz • Pfeffer • ½ TL Senf • ein paar Zweige Petersilie

- Karotten reiben und in eine Schüssel geben. Kokoschips hinzufügen.

- Die restlichen Zutaten im kleinen Zerkleinerer fein verarbeiten und über den Salat geben.

- Am besten für 1 Stunde in den Kühlschrank stellen, damit die Kokoschips etwas durchziehen und die Aromen sich verbinden.

Tipp Statt der Kokoschips eignen sich natürlich auch Kokosflocken.

Guacamole

» Die Avocado liefert uns beste, entzündungshemmende Fette. Ihre Ballaststoffe wirken sättigend und helfen bei der Verdauung.

Für 2 Portionen
15 Min.

2 Avocados • 4 EL Limetten- oder Zitronensaft • 4 mittelgroße Tomaten • 1 rote Zwiebel oder 2 Frühlingszwiebeln • 1 Chilischote • Salz • Pfeffer

- Avocadofruchtfleisch aus der Schale lösen und in einer Schüssel zusammen mit dem Limetten- oder Zitronensaft mit der Gabel zerdrücken.

- Tomate in kleine Würfel schneiden. Zwiebeln in feine Ringe schneiden. Chilischote (ohne Kerne) fein würfeln.

- Alle Zutaten in die Schüssel geben und vermengen.

Tipp Guacamole passt prima zu Gemüsesticks aus Zucchini, Paprika und Stangensellerie. Mit Guacamole bestrichene Fenchelscheiben sind auch sehr lecker.

Das passt dazu Chicoréeblätter mit Guacamole füllen und als Fingerfood essen.

Fenchel-Orangen-Walnuss-Salat

» Die Fenchelknolle kommt viel zu wenig auf den Tisch. Dabei hat sie alle Vorzüge einer schnellen Mikronährstoffküche: Sie ist nicht nur supergesund, sondern durch ihre ätherischen Öle in roher Form besonders köstlich. Außerdem ist sie schnell verarbeitet.

Für 2 Portionen
15 Min.

2 Fenchelknollen (à ca. 200 g) • 2 Orangen • 100 g Walnüsse • Salz • Pfeffer • 2 EL Zitronensaft • 4 EL Olivenöl

- Den Fenchel halbieren und in kleine Stücke schneiden. Das Fenchelgrün fein hacken. Eine der beiden Orangen halbieren und auspressen. Die andere Orange schälen und in kleine Stücke schneiden. Die Walnüsse grob hacken.

- Den Orangensaft mit einer Prise Salz, Pfeffer, Zitronensaft und Öl in einer Salatschüssel zu einem Dressing verrühren.

- Fenchel, Orangenstücke und Nüsse dazugeben und vermengen. Fertig!

» Guacamole

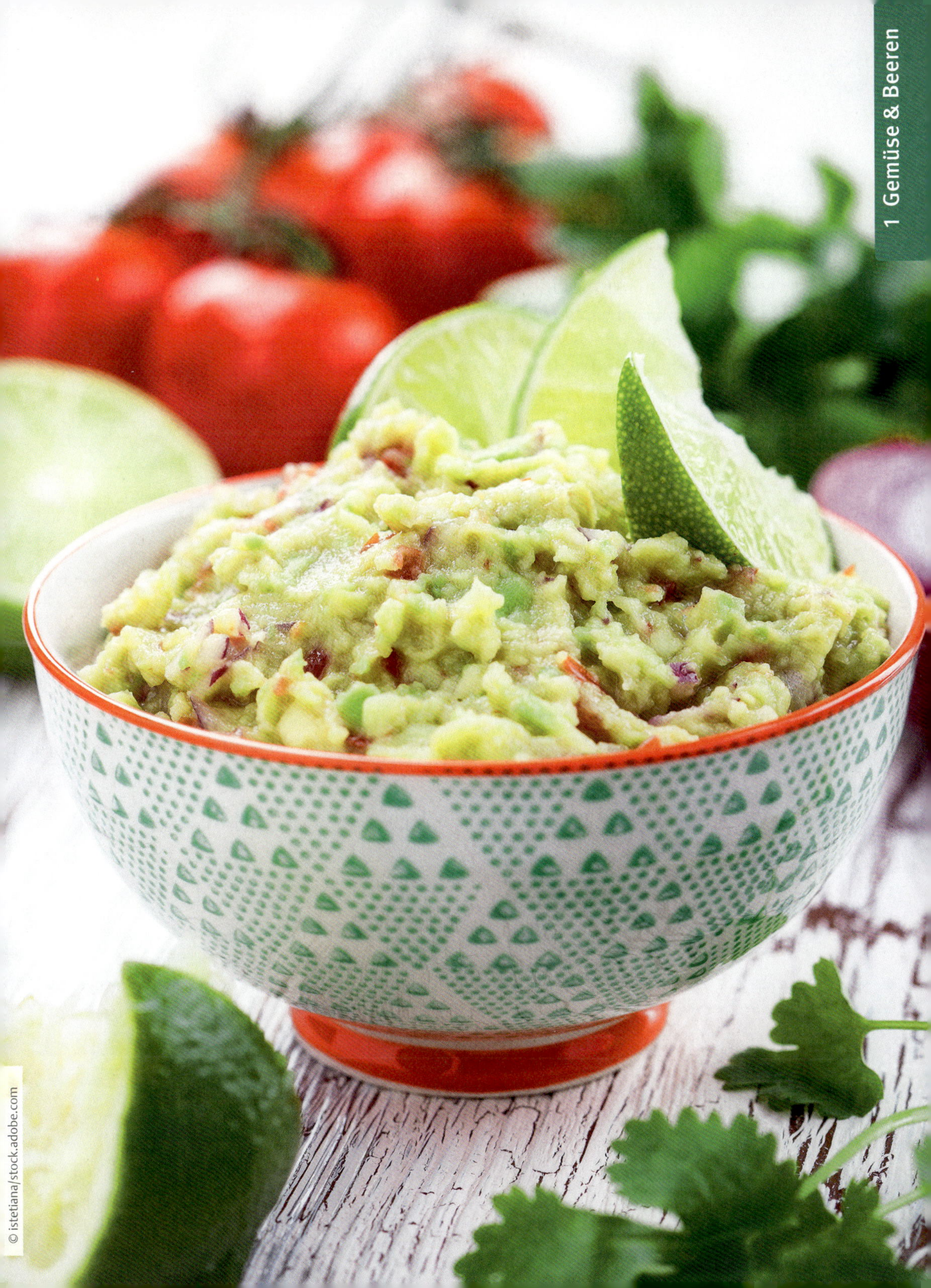

Zoodles mit Tomatensoße und »Parmesan«

» Alle lieben Spaghetti mit Tomatensoße! Zu lernen, wie wir sie in einer mikronährstoffreichen Variante zubereiten, gehört für viele zum ersten Schritt in die Welt der supergesunden Ernährung. In diesem Rezept haben wir auch an den »Parmesan« gedacht.

Für 2 Portionen
15 Min.

1 Zucchini • 6 Tomaten • 8 getrocknete Tomaten • 100 ml Öl • 1/4 TL Salz • 1 Msp. Chili • etwas Honig und/oder Stevia • 100 g Hanfsamen • 2–3 EL Hefeflocken

- Zucchini mit Spiralschneider oder Sparschäler zu »Spaghetti« schneiden.

- Für die Tomatensoße frische und getrocknete Tomaten mit Öl, Salz, Chili und Süßungsmittel im großen Mixer oder dem großen Zerkleinerer bis zur gewünschten Konsistenz verarbeiten und über die Spaghetti geben.

- Den »Parmesan« am besten mit dem kleinen Zerkleinerer herstellen. Die Hanfsamen mit Hefeflocken kurz mixen, bis aus dem anfänglichen »Mehl« kleine »Parmesan«-Klümpchen entstehen.

Variante Für die Nudeln eignen sich auch Kohlrabi, Karotte, Gurke und Rettich.

Gemüsenudeln auf Salat mit Mandelsoße

» Am besten genießt man diese Spaghetti-Salat-Mischung in großen Bowls. So können sich die verschiedenen Gemüsestrukturen gut mit der cremigen Soße vermischen.

Für 2 Portionen
20 Min. + 1 Std. Auftauzeit

200 g Erbsen • 1/2 Kopfsalat • 1 Zucchini • 4 EL Mandelmus • 1 EL Zitronensaft • 6 EL Olivenöl • 1 TL Miso • etwas Honig und/oder Stevia • 2 EL Hefeflocken • Salz • Pfeffer • Chili • 2 TL Dulse-Algen • etwas Wasser zum Verdünnen

- Erbsen 1 Stunde auftauen oder mit warmen Wasser durchspülen. Salatblätter säubern, klein rupfen und auf die Bowls verteilen.

- Zucchini mit einem Spiralschneider oder Sparschäler zu Nudeln schneiden. Auf die Bowls verteilen.

- Für das Dressing alle weiteren Zutaten im kleinen Zerkleinerer pürieren. Nach Belieben zum Verdünnen etwas Wasser zugeben.

- Die Soße über die beiden Bowls geben.

Zucchini-Paprika-Wraps

» Diese Wraps sind ein schönes Beispiel dafür, dass für eine neue Gaumenfreude eine andere Form der Darbietung entscheidender sein kann als andere Zutaten. Mit Hanfcreme und Paprika gefüllt und gerollt, werden Zucchini zum delikaten Fingerfood.

Für 2 Portionen
20 Min.

8 getrocknete Tomaten • 1 Paprika • 2 mittelgroße Zucchini • 80 g Hanfsamen, geschält • 2 EL Hefeflocken • 1 Frühlingszwiebel • 4 EL kalt gepresstes Olivenöl • 4 EL Zitronensaft • Salz, Pfeffer • 4–6 EL Wasser

- Tomaten einweichen. Paprika in Streifen schneiden. Eine der beiden Zucchini mithilfe eines Küchenhobels, Sparschälers oder großen Messers in etwa 12 dünne Scheiben schneiden.

- Für die Füllung alle übrigen Zutaten inklusive der zweiten Zucchini im großen Zerkleinerer fein verarbeiten.

- Zucchinischeiben mit der Füllung bestreichen, mit Paprikastreifen belegen und zusammenrollen.

Kokosmilch

» Kokosmilch aus dem Supermarkt ist stark prozessiert und durch Erhitzen haltbar gemacht. Kokosmilch selbst herzustellen ist deshalb eine echte Alternative. Damit kannst du deine Protein-Drinks, Smoothies und Suppen und Soßen exotisch verfeinern.

Für 2 Portionen
10 Min. + 5 Std. Quellzeit

150 g Tassen Kokosflocken oder Kokoschips • 500 ml Wasser • etwas Honig und/oder Stevia

- Kokosflocken mit dem großen Mixer auf höchster Stufe in 1 Min. zu Pulver zerkleinern. Wasser hinzugeben, alles gut durchmixen und am besten über Nacht im Kühlschrank quellen lassen.

- Nochmals gut durchmixen. Nach Belieben mehr Wasser zugeben.

- Die Kokosmilch hält sich in Schraubgläser abgefüllt ein paar Tage im Kühlschrank.

Tipp Um eine sehr feine Milch zu erhalten, muss diese noch durch ein Passiertuch oder ein Sieb gepresst werden. Die übrige Masse kann dann als Zutat für den Chia-Pudding (Seite 123) oder das Maca-Kresse-Müsli (Seite 105) dienen.

2 GREENS

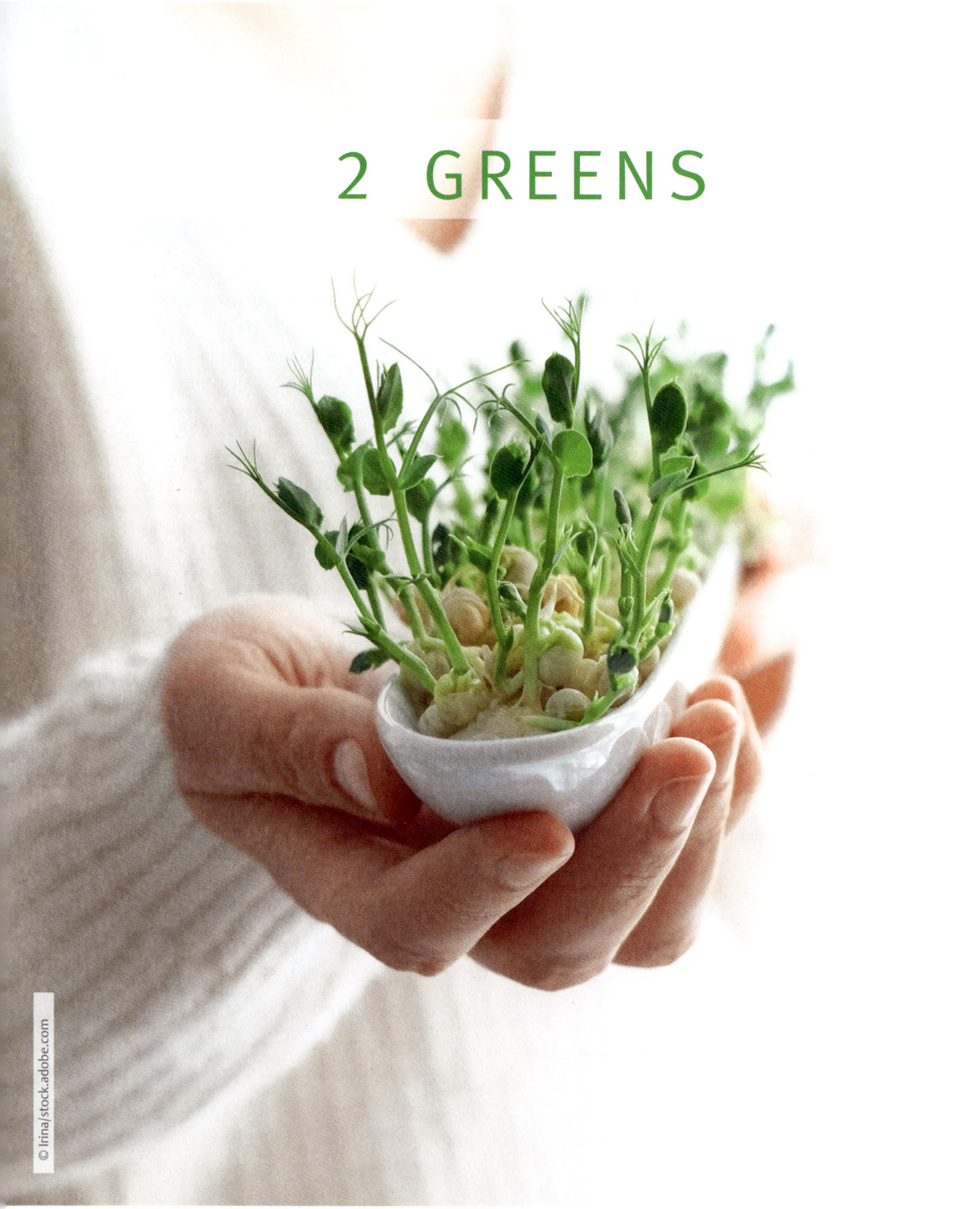

Reinigen und aufbauen

Die Stars dieser Kategorie sind alle grünen Blätter, Algen und Gräser sowie Keimlinge, Sprossen und Microgreens. Wenn wir sie in ausreichend großen Mengen regelmäßig zu uns nehmen, profitieren wir davon enorm.

Grüne Smoothies – Power pur

Grüne Smoothies zu mixen ist die beste Art, regelmäßig viele grüne Blätter im Speiseplan unterzubringen. Der weltweite Siegeszug der grünen Smoothies ist deshalb berechtigt. Wir trinken ihn seit 2009 mit wenigen Ausnahmen jeden Tag. Probiere es aus und du wirst sehen: Verdauung, Haut, Energielevel – alles wird sofort besser, sobald wir uns mit flüssigem Grün durchspülen.

Wie weit kann man gehen mit grünblättrigem Gemüse wie Spinat, Romanasalat und Co.? Zur Orientierung: Eine richtig große Menge wären 500 Gramm am Tag in Form von Salat, Smoothies, Suppen und Dips. Diese Menge wirst du zu Beginn wahrscheinlich nicht erreichen und vertragen. Wenn du jedoch zwischendurch eine Basenkur einbauen möchtest, ist das eine gute Richtschnur. Ein guter Tipp für jeden Tag: Trinke täglich ein großes Glas grünen Smoothie und iss einen Salat mit viel Blattgrün. Eine Auswahl an grünen Blättern findest du im Low Carb Green Smoothie (Seite 87).

Wenn es schnell gehen soll und wir keine Zeit und Gelegenheit haben, grüne Blätter vom Wochenmarkt zu verwenden, greifen wir gerne zur Mikroalge Spirulina und zu Gerstengras aus unserer Vorratskammer. Beides können wir auch nehmen, um unseren grünen Mixturen einen zusätzlichen Kick zu verleihen. Als Vertreter einer Meeresalge finden wir Dulse in unserem Vorratsschrank.

Keimlinge, Sprossen und **Microgreens** sind die Hightlights auf jedem Teller. Oft herrscht Verwirrung über die Bezeichnung. Aus dem Samen von essbaren Keimpflanzen entwickelt sich zunächst der Keimling, daraus dann nach wenigen Tagen die Sprosse mit jungen Keimblättern. Der Unterschied zwischen Sprossen und Microgreens wiederum liegt nicht nur in der Wachstumsdauer, sondern auch im Anbau. Microgreens werden in der Erde, auf Matten oder Vlies gezüchtet. Sie weisen neben den voll entwickelten Keimblättern schon die ersten richtigen Blätter auf.

Microgreens werden knapp über der Erde abgeschnitten. Keimlinge und Sprossen werden komplett mit den Wurzeln gegessen. All diese Kleinstpflanzen sind aufgrund ihres hohen Nährstoffgehalts, des Chlorophylls und der Enzyme für uns sehr interessant. Sie enthalten von all dem viel mehr als die ausgewachsenen Pflanzen.

Zu den **Keimlingen** und **Sprossen** zählen zum Beispiel Mungbohnen, Linsen und Alfafa. Beliebte Microgreens wachsen aus Radieschen-, Brokkoli-, Sonnenblumen- und Kressesamen. Hier und da kleine Mengen an Sprossen einzubauen, ist einfach. Wir streuen sie einfach als Topping über den Salat oder die Suppe. Freu dich auf die Rezepte, die dir ermöglichen, auf »bequeme« Art größere Mengen davon zu essen.

Mit der Rezeptauswahl möchten wir dich anregen, dich mit diesem Babygemüse auseinanderzusetzen. Die gesundheitlichen Vorteile sind unbestritten. Darüber hinaus gibt es noch einen Vorteil: Du kannst Keimlinge, Sprossen und Microgreens mit geringem Aufwand auf der Fensterbank selbst züchten. Informationen zum Selberziehen von Sprossen findest du auf meiner Website (Seite 151).

Greens aus dem Vorratsschrank

Dulse-Algen sind kalorienarm und dabei besonders reich an Proteinen, Ballaststoffen und Mineralien. Ihr natürlicher Jodgehalt wirkt positiv auf die Schilddrüse, die bei der Eiweißversorgung eine entscheidende Rolle spielt. Dulse-Algen schmecken mild-würzig und verfeinern Salate, Gemüsegerichte, Pestos und Suppen. Die Algen enthalten alle acht essenziellen Aminosäuren und sind deshalb für die pflanzenbasierte Ernährung besonders interessant. Die enthaltenen Ballaststoffe tragen zur Darmgesundheit bei. Empfohlene Menge: 3 Gramm am Tag, was etwa 1 Teelöffel entspricht.

Gerstengras ist perfekt, wenn die Ernährung mit Grün schnell und einfach sein soll. Getrocknete und pulverisierte Gräser bzw. Grassäfte haben eine starke antioxidative Wirkung durch ihre hohe Dichte an Vitaminen, Mineralstoffen, Spurenelementen und Chlorophyll. Gräser sind für ihre Heilwirkung von alters her bekannt. Sie wirken alkalisierend und gleichen säureüberschüssige Nahrungsmittel wie Fleisch und Nüsse aus. Gräser unterstützen beim Zellstoffwechsel und bei der Blutbildung. Eine geballte Ladung Enzyme treibt den Stoffwechsel voran und hilft uns beim Aufspalten und beim Absorbieren der Vitamine und Mineralien.

Spirulina, eine Mikroalge, hat einen besonders hohen Eiweißanteil (bis zu 70 Prozent) und unterstützt die Blutbildung und Blutreinigung. Sehr hoch ist der Gehalt an starken Antioxidanzien: Betacarotin, Chlorophyll, Superoxid-Dismutase, Zeaxanthin und Phycocyanin. Ihre blauen und grünen Pigmente (Phycocyanin und Chlorophyll) schützen unsere Zellen vor freien Radikalen und damit vor Schäden, die zu degenerativen Erkrankungen und Mutationen führen können. Der Schwefel in Spirulina ist gut für Haut, Haare und Bindegewebe. Spirulina gibt es als Pulver oder gepresst als Tabletten, Flakes oder Streusel. Letztere lassen sich auch gut als Topping über den Salat streuen.

Low Carb Green Smoothie

» Man bleibt leichter auf dem grünen Pfad, wenn man immer genug Smoothies griffbereit im Kühlschrank hat. Das grüne Blattgemüse kannst du hier nach Belieben kombinieren. Für die Süße nehmen wir nur etwas Apfel und Beeren.

Für 4 Portionen
⏲ 25 Min

- 500 ml Wasser
- 250–400 g grünes Blattgemüse (z. B. Spinat, Mangold, Grünkohl, Romanasalat), Gartenkräuter (z. B. Petersilie, Basilikum, Minze, Kresse) und Wildkräuter (z. B. Brennnessel, Giersch, Kapuzinerkresse, Löwenzahn)
- 1 EL bzw. 5 Presslinge Spirulina oder Gerstengras (optional)
- ½ Zitrone
- 1 Stück Ingwer
- ½ Gurke oder 1 Zucchini
- ½ Avocado
- 3–5 Äpfel
- 300 g Erdbeeren (oder andere Beeren)

● Wasser mit dem grünen Blattgemüse in den 2-l-Becher des großen Mixers geben und etwa 15 Sekunden zerkleinern.

● Kerngehäuse der Äpfel entfernen und Zitrone schälen. Beides mit allen weiteren Zutaten in den Mixer geben und etwa 30 bis 40 Sek. mixen.

● Smoothie in vier 500-ml-Gläser abfüllen und im Kühlschrank aufbewahren. Hält sich 3 Tage.

Variante Statt Avocado kannst du auch 1 EL Chia verwenden. Statt einer Gurke schmeckt auch die gleiche Menge an Zucchini. Die Auswahl der grünen Blätter, Gräser und Algen sollte immer variieren, damit ein breites Nährstoffspektrum erreicht wird. Von den kräftigen Kräutern nicht zu viel nehmen, damit der Smoothie nicht zu herb wird. 1 Handvoll reicht.

Tipp 500 ml Green Smoothie als tägliche Ration ist optimal, am bestens morgens, um das Reinigungsprogramm des Körpers mit den vielen Ballaststoffen zu unterstützen. Um in den ersten Wochen der Umstellung schnelle Erfolge zu erzielen, kannst du auch auf 1 l gehen. Mit einem Smoothie kannst du jede Art von Mahlzeit ersetzen.

Ausgleichender Basen-Drink

» Dieser sehr flüssige, spritzige Drink remineralisiert und rehydriert dich schnell. Er hilft, wann immer dir nach innerer Reinigung zumute ist und du wieder einen klaren Kopf brauchst.

Für 2 Portionen
⏲ 10 Min.

½ Zitrone • 1 Gurke mit Schale • 1–2 Stangen Staudensellerie • 120 g Beeren (frisch oder TK) • 30 g Spinat, Giersch, Petersilie oder Grünkohl • 500 ml Wasser

- Die Zitrone schälen. Wenn die Schale unbehandelt ist, ein kleines Stück Schale dranlassen für den »Extra-Zisch«.

- Alle Zutaten im großen Mixer verarbeiten.

Variante Statt der grünen Blätter kannst du auch einfach 1 EL Gerstengras nehmen.

Supergrüner Basen-Drink

» Manchmal sind grüne Blätter der Engpass – man hat einfach keine zur Hand. Trotzdem brauchst du auf die aufbauende und reinigende Wirkung von Chlorophyll nicht zu verzichten, denn du hast ja Spirulina und Gerstengras im Vorratsschrank.

Für 2 Portionen
⏲ 10 Min.

2 Orangen • 1 Zitrone • 500 ml Wasser • 1 EL Gerstengraspulver • 1 EL Spirulinapulver • 1 Stange Staudensellerie • 1 Gurke mit Schale • 1 TL Ingwerpulver • optional: ein paar Minzeblätter

- Orangen und Zitrone schälen und sämtliche Zutaten mit dem großen Mixer fein verarbeiten.

Variante Wenn dir der Drink zu herb oder nicht cremig genug ist, gib 1 EL Hanfsamen dazu. Der Drink schmeckt übrigens auch ohne Staudensellerie.

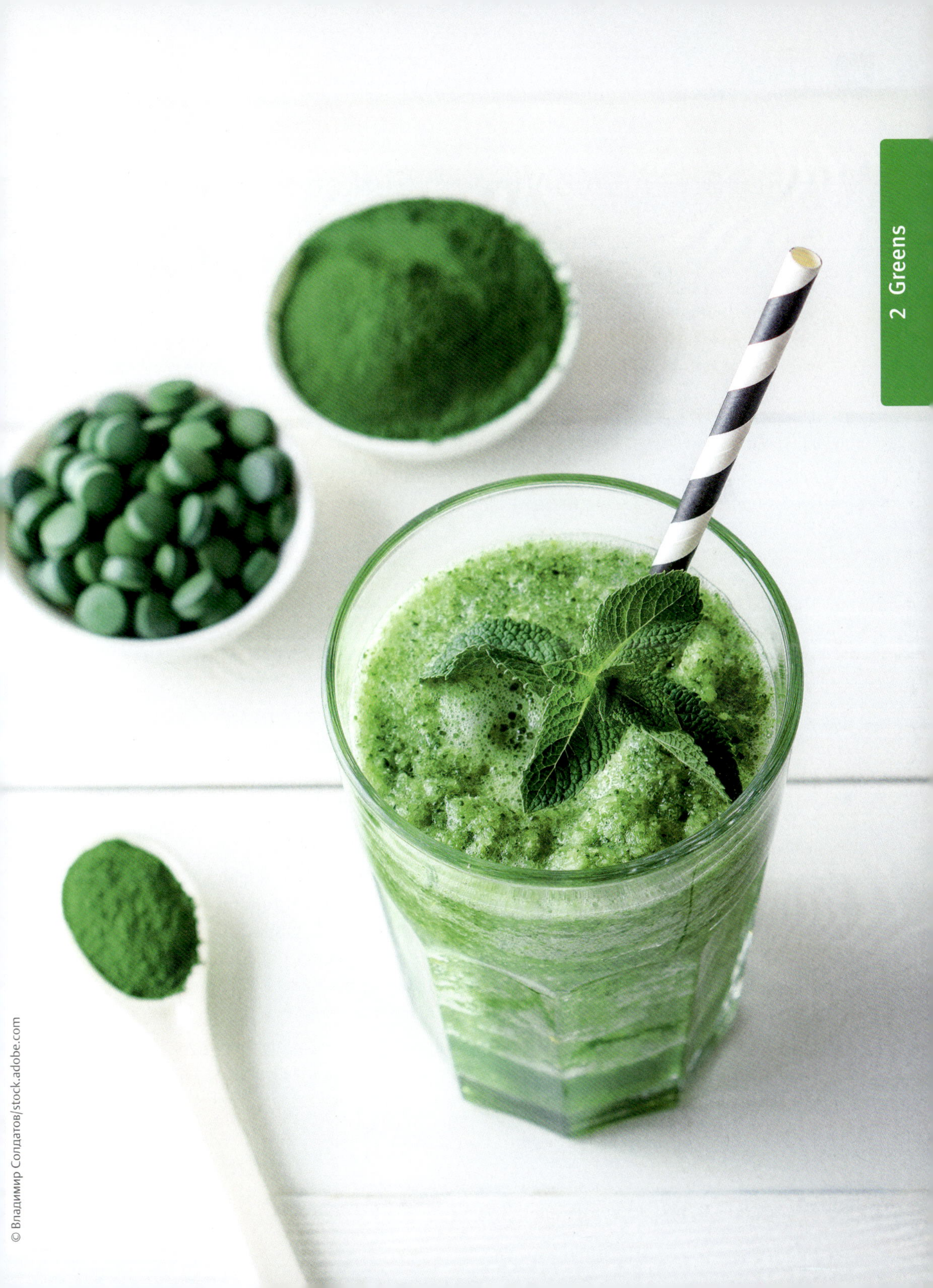

Spicy Green Smoothie

» Mit diesem Rezept sind wir ganz auf der würzigen Seite. Die Avocado spielt hierbei geschmacklich eine wichtige Rolle, ebenso die getrockneten Tomaten.

Für 2 Portionen
15 Min.

¼ Zitrone • 250 ml Wasser • 3 mittelgroße Tomaten • 180 g grüne Blätter • 1 TL Spirulina oder Gerstengras (optional) • ca. 300 g Zucchini • ½ Avocado • 2 TL Chiasamen • 1 Stück Ingwer • Pfeffer • Chili • 3 getrocknete Tomaten • Salz

- Zitrone schälen. Mit dem großen Mixer zunächst alle Zutaten bis auf die getrockneten Tomaten und das Salz 20 Sek. mixen. Gegebenenfalls mit dem Stößel arbeiten.

- Die getrockneten Tomaten dazugeben und alles nochmals 15 Sek. mixen. Getrocknete Tomaten enthalten Salz. Deshalb erst mit Salz abschmecken, wenn die Tomaten bereits vermixt sind.

Tipp Der Smoothie lässt sich auch prima als Suppe löffeln. Besonders köstlich ist Feldsalat als Suppeneinlage.

Gurken-Avocado-Smoothie

» Einer unserer Lieblingssmoothies! Der Smoothie stillt durch die Avocado den Hunger und lässt uns zur Ruhe kommen. Perfekt für alle, die nach einem langen Arbeitstag erst mal eine schnelle Ladung beste Nährstoffe brauchen.

Für 2 Portionen
15 Min.

½ Zitrone • 1 Avocado • 1 Gurke mit Schale • 1 EL Gerstengras oder Spirulina • 1 Frühlingszwiebel • Salz • Pfeffer • 150 ml Wasser

- Zitrone schälen, nur das Fruchtfleisch verwenden.

- Fruchtfleisch aus der Avocado lösen.

- Alle Zutaten im großen Mixer zu einer feinen Konsistenz verarbeiten.

Tipp Der Smoothie hält sich wie alle unsere Smoothies gut drei Tage im Kühlschrank. Wer zu Heißhunger nach der Arbeit neigt, für den kann solch ein genussfertiger Low Carb Smoothie eine echte Lösung sein.

Würziger Kresse-Gurken-Smoothie

» Dieser Smoothie mit einer ordentlichen Ladung Microgreens eignet sich perfekt für einen gesunden Start in den Tag. Er besteht aus wenigen Zutaten, die besonders schnell verarbeitet sind.

Für 2 Portionen
10 Min.

2 Päckchen Kresse • 1 Gurke • 2 Orangen

- Alle Zutaten im Mixer zu einer cremigen Konsistenz verarbeiten.

Tipp Anstelle von Kresse passen auch die kraftvollen Sonnenblumen- oder Erbsensprossen prima. Diese sind online erhältlich (Seite 151). Mit ein wenig Aufwand kann man sie auf Erde auch selbst ziehen.

Rezeptbild auf dem Cover

Antioxidanzien-Suppe

» Diese Suppe ist eine weitere Möglichkeit, sich eine große Menge an grünen Blättern auf einfache Weise einzuverleiben. Sie kommt völlig ohne Wasser aus. Da kann man sich vorstellen, wie hoch die Antioxidanzien-Dichte ist.

Für 2 Portionen
15 Min.

½ Zitrone • 2 rote Paprika • 7 Tomaten (oder 1 Gurke) • 1 Frühlingszwiebel • 1 Avocado • 4 EL Hanf • 2 EL Olivenöl • 4 TL Dulse-Algen • 1–2 EL Miso • ½ TL Kurkuma • Salz, Pfeffer • 100 g Rucola • 25 g Petersilie

- Zitrone schälen, Paprika putzen.

- Alle Zutaten bis auf Rucola und Petersilie im Mixer oder im großen Zerkleinerer mixen. Dann das Grün dazugeben und erneut mixen. Die Suppe muss nicht fein gemixt sein, stückig schmeckt sie besonders gut.

Variante Sehr genial schmecken Avocadostückchen oder ganze Rucolablätter als Einlage.

Tipp Wenn du mit dem großen Mixer arbeitest, muss du anfänglich den Stößel hinzunehmen, um das Mixgut gegen das Schneidemesser zu drücken.

Grüner Sprossensalat mit Spirulina-Dressing

» Ein Salat aus Blattsalaten, Kräutern, Sprossen und Microgreens, Mikroalgen und Meeresalgen – grüner geht's kaum.

Für 2 Portionen
⏲ 10 Min.

100 g Romanasalat • 30 g Petersilie • 200 g Sprossen (z. B. von Mungbohnen oder Alfalfa) • 1 Avocado • 1 Gurke • 100 g Rucola • 1 TL Dulse-Algen • 1 TL Spirulinapulver • 4 EL Öl • 2 EL Zitronensaft • Salz • Pfeffer

- Romanasalat in Streifen schneiden. Petersilie fein hacken.

- Sprossen gut durchspülen und abtropfen lassen. Avocadofruchtfleisch und Gurke in Würfel schneiden.

- Alle Zutaten in einer großen Schüssel vermischen.

Tipp Zu viel, um alles auf einmal zu essen? Einfach den Rest im Kühlschrank aufbewahren. Was macht es schon, wenn der Blattsalat ein wenig zusammenfällt? Schmeckt trotzdem gut.

Mikrogrün-Salat mit Melone und Oliven

» Dieser sommerliche Salat hat es geschmacklich in sich: süße Wassermelone, pikante Oliven, scharfe Sprossen, süße Karotte, salzige Meeresalgen.

Für 2 Portionen
⏲ 20 Min.

6 große Blätter Romanasalat • 200 g Sprossen (z. B. Alfalfa, Brokkoli, Radieschen), gemischt mit Microgreens (Kresse oder Sonnenblumengrün) • ½ kleine Wassermelone • 2 Karotten • 20 schwarze oder grüne Oliven, entsteint • 2 TL Dulse-Algen • 6 EL Olivenöl • 3 EL Zitronensaft • etwas Honig und/oder Stevia • ½ TL Senf • Salz • Pfeffer

- Salatblätter waschen und in Stücke rupfen. Blätter auf 2 Bowls verteilen. Sprossen und Microgreens durchspülen, gut abtropfen lassen und auf die Salatblätter setzen.

- Wassermelone in Stücke schneiden. Karotten hobeln oder in Stifte schneiden.

- Wassermelone, Karotten, Oliven und Algen auf die Bowls verteilen.

- Öl, Zitronensaft, Süßungsmittel, Senf, Salz und Pfeffer verrühren und über die Bowls verteilen.

» Mikrogrün-Salat mit Melone und Oliven

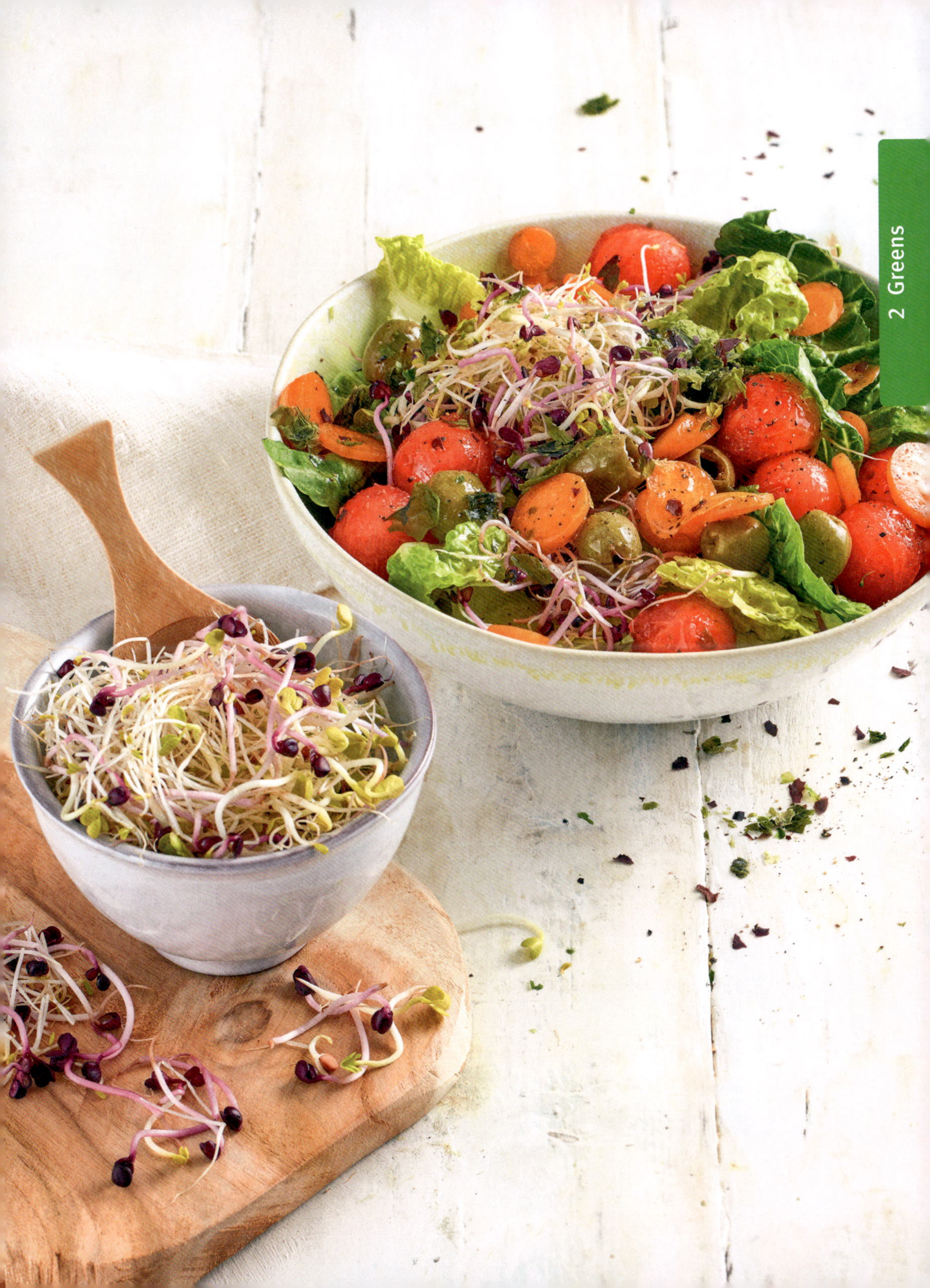

Chili non Carne

Sprossen von Hülsenfrüchten eignen sich sehr gut für unser veganes Chili. Durch die getrockneten Tomaten und die Gewürze bekommt unsere rohe Tomatensoße einen pikant-würzigen Geschmack.

Für 2 Portionen
15 Min.

150 g Sprossen von Mungbohnen oder Linsen • 1 Paprika (gelb oder rot) • 1 Karotte • 6 Tomaten • 10 getrocknete Tomatenhälften • ½ Zwiebel oder 2 Frühlingszwiebeln • 4 EL Olivenöl • 1 EL Miso • 1 TL Chiliflocken • Salz • Gewürze, z. B. Oregano, Thymian und Rosmarin • etwas Stevia

- Sprossen in einem Sieb durchspülen und abgetropft in eine Schüssel geben.

- Eine Hälfte der geputzten Paprika in kleine Stücke schneiden und dazugeben. Karotte raspeln und hinzufügen.

- Die restliche Paprika und alle weiteren Zutaten in den großen Zerkleinerer geben und verarbeiten, bis die getrockneten Tomaten auch gut zerkleinert sind.

- Sprossenmix und Chilisoße miteinander vermischen und das Chili non Carne genießen.

Sprossensalat mit Beeren

Sprossen sind das Frischeste, was du essen kannst. Genau genommen wachsen sie noch auf deinem Teller! Es ist erstaunlich, wie gut sie sättigen und wie leicht verdaulich sie sind. Sprossen sind kaum zu toppen, es sei denn mit Beeren!

Für 2 Portionen
15 Min. + 1 Std. Auftauzeit

200 g Beeren (frisch oder TK) • 200 g Sprossenmix (z. B. Alfalfa, Brokkoli, Radieschen) • 2 EL Mandelmus • 2 EL Zitronensaft, nach Geschmack mehr • 4 EL Olivenöl • etwas Honig und/oder Stevia • Salz • Pfeffer

- Gefrorene Beeren 1 Stunde auftauen lassen.

- Sprossenmix durchspülen, gut abtropfen lassen und auf 2 Tellern anrichten. Beeren auf das Sprossenbett setzen.

- Mandelmus, Zitronensaft, Öl, Süßungsmittel und Gewürze in einem Schälchen verrühren und über die Sprossen und Beeren geben.

Variante Gib das Ganze in eine Schüssel und rühre die Mischung mit einem Löffel gut durch. So ergibt sich ein Beeren-Sprossen-Brei.

Chili non Carne

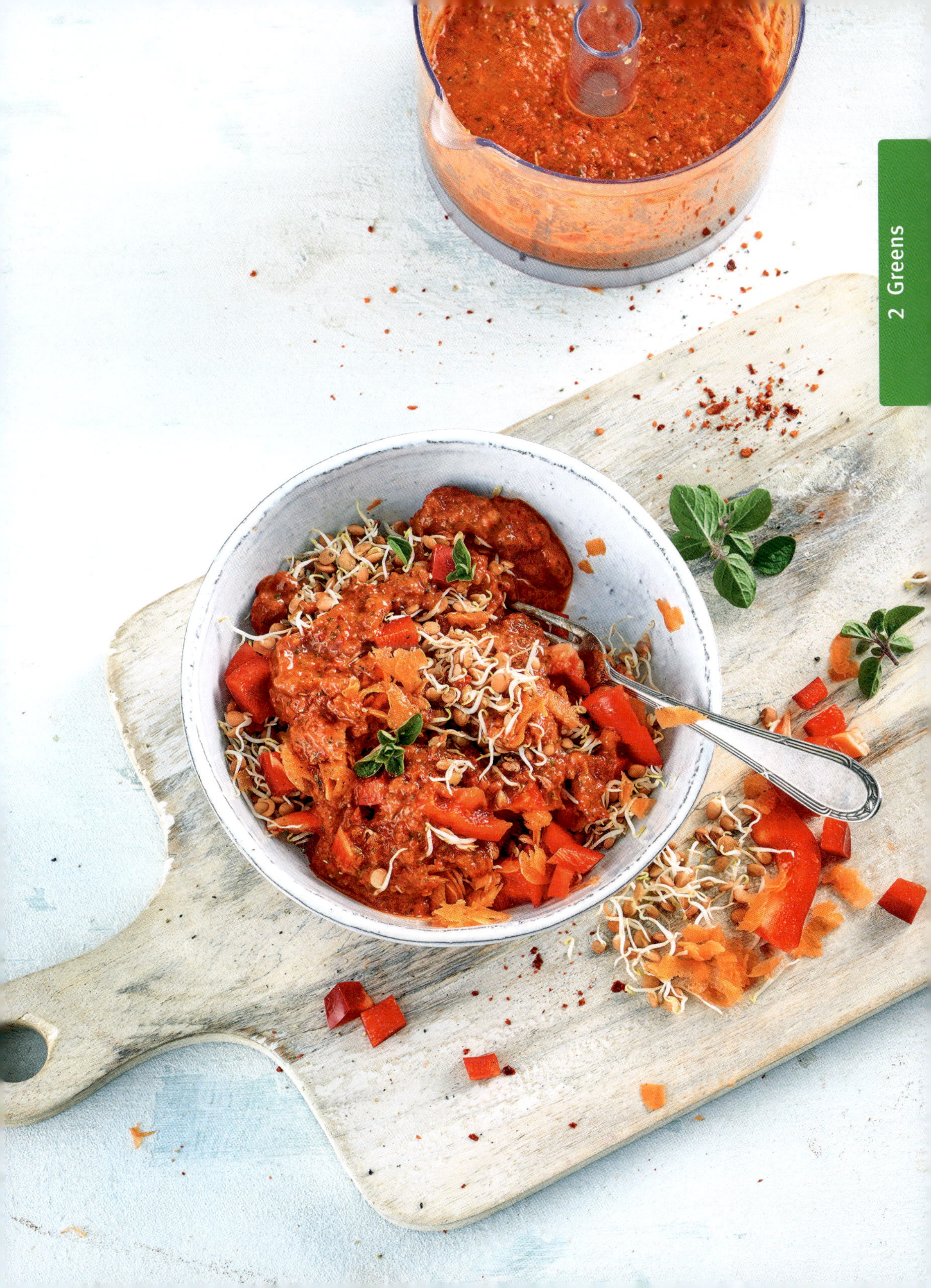

Spirulina-Gurken-Spaghetti mit Erbsen

» So spektakulär kann Gurke daherkommen, wenn man sie mit Spirulina vermischt! Durch die klare Konsistenz der Gurke kommt der stark antioxidativ wirkende, blaugrüne Farbanteil der Spirulina kräftig zur Geltung. Für noch mehr Chlorophyll geben wir würzige Dulse-Algen dazu.

Für 2 Portionen
⏲ 20 Min. + 1 Std. Auftauzeit

200 g Erbsen (TK) • 1 Salatgurke (ca. 300 g) • 1–2 EL Spirulinapulver • 2 EL Hanfsamen • 2 TL Dulse-Algen • 1 Bio-Zitrone • 4 EL Öl • Salz • Pfeffer • 4 EL Kürbiskerne

- Erbsen auftauen lassen. Gurke mit dem Spiralschneider zu Spaghetti schneiden und mit den Erbsen in eine Schüssel geben. Spirulinapulver, Hanfsamen und Dulse-Algen hinzufügen.
- Die Zitronenschale – nur das Gelbe – über der Nudelschüssel abreiben.
- Saft der halben Zitrone mit dem Öl zum Salat geben. Salzen und pfeffern.
- Alles gut vermischen und mit Kürbiskernen garnieren.

Variante Wer Schärfe liebt, gibt noch geriebenen Ingwer sowie kleine Peperonistückchen dazu.

Linsensprossen mit Avocado und Algen

» So geht rustikale Hausmannskost auf hohem Mikronährstoffniveau! Die Sprossen verwandelst du mit wenigen Zutaten in diesen köstlichen Löffelsalat. Die Schüssel stellst du erst wieder ab, wenn sie leer ist.

Für 2 Portionen
⏲ 15 Min. + 10 Min. Einweichzeit

6 getrocknete Tomaten • 200 g Linsensprossen • 2 Avocados • 1 Karotte • 2 EL Zitronensaft • 2 TL Dulse-Algen • 2 Frühlingszwiebeln • 6 EL Olivenöl • 1 TL Miso • Salz

- Getrocknete Tomaten 10 Min. einweichen.
- Linsensprossen in einem Sieb gut durchspülen und abtropfen lassen. Avocado in Würfel schneiden. Karotte raspeln oder in sehr kleine Würfel schneiden.
- Eingeweichte Tomaten in feine Streifen, Frühlingszwiebeln in kleine Röllchen schneiden.
- Alle Zutaten in eine Schüssel geben und miteinander vermengen.

Variante Diese Mischung schmeckt natürlich auch mit allen anderen Sprossensorten.

Pikanter Sprossen-Brei

» Wie isst man genussvoll Sprossen in großen Mengen? Indem man sie mit Wurzelgemüse, Avocado und Nüssen zu einer cremigen Mixtur verarbeitet. Das Ergebnis erinnert von der Konsistenz her an Kartoffelbrei oder Risotto. Passt prima zu einem Endiviensalat oder zu Gemüsesticks.

Für 2 Portionen
20 Min.

200 g Sprossen (z. B. von Mungbohnen, Linsen, Rettich, Alfalfa, Rucola, Radieschen oder Brokkoli) • 2 Avocados oder 4 EL Mandelmus (60 g) • 2 Petersilienwurzeln (ca. 150 g) • 4 EL Olivenöl • 3 EL Zitronensaft • 1 Frühlingszwiebel • etwas Chilipulver • Salz • 2 EL Wasser

- Sprossen in einem Sieb gut abspülen und abtropfen lassen. Fruchtfleisch der Avocados aus der Schale lösen.

- Alle Zutaten im Zerkleinerer zu einer feinen oder körnigen Masse verarbeiten.

Variante Weitere Wurzelalternativen sind Rote Bete, Schwarzwurzel, Topinambur, Mairübchen.

Tipp In Bioläden gibt es verschiedene Sprossen zu kaufen – auch im Mix. Informationen, wie du Sprossen selbst ziehen kannst, findest du hinten im Buch (Seite 151).

Süßer Sprossenbrei

» Hier die süße Variante des Sprossenbreis mit ein wenig Apfel und Zimt. Er schmeckt unglaublich saftig. Das Ergebnis kommt sehr nahe ans Birchermüsli heran.

Für 2 Portionen
20 Min.

200 g Sprossen (z. B. von Mungbohnen, Radieschen, Brokkoli, Alfalfa) • 2 Mairübchen • 4 EL Mandelmus (60 g) • 2 Äpfel • 2 EL Zitrone • ½ TL Zimt

- Sprossen im Sieb gut durchspülen und abtropfen lassen.

- Alle Zutaten im großen Zerkleinerer so weit verarbeiten, dass ein heller Brei entsteht. Die Struktur kann nach Belieben grob- oder feinkörnig sein.

Variante Anstelle von Mairübchen sind auch Pastinake oder Petersilienwurzel geeignet.

Tipp Diese Mahlzeit ist zwar leicht, macht aber zufrieden und sättigt gut. Wenn dir noch etwas fehlt, nimm ein paar Nüsse zu dazu.

3 KREUZBLÜTLER

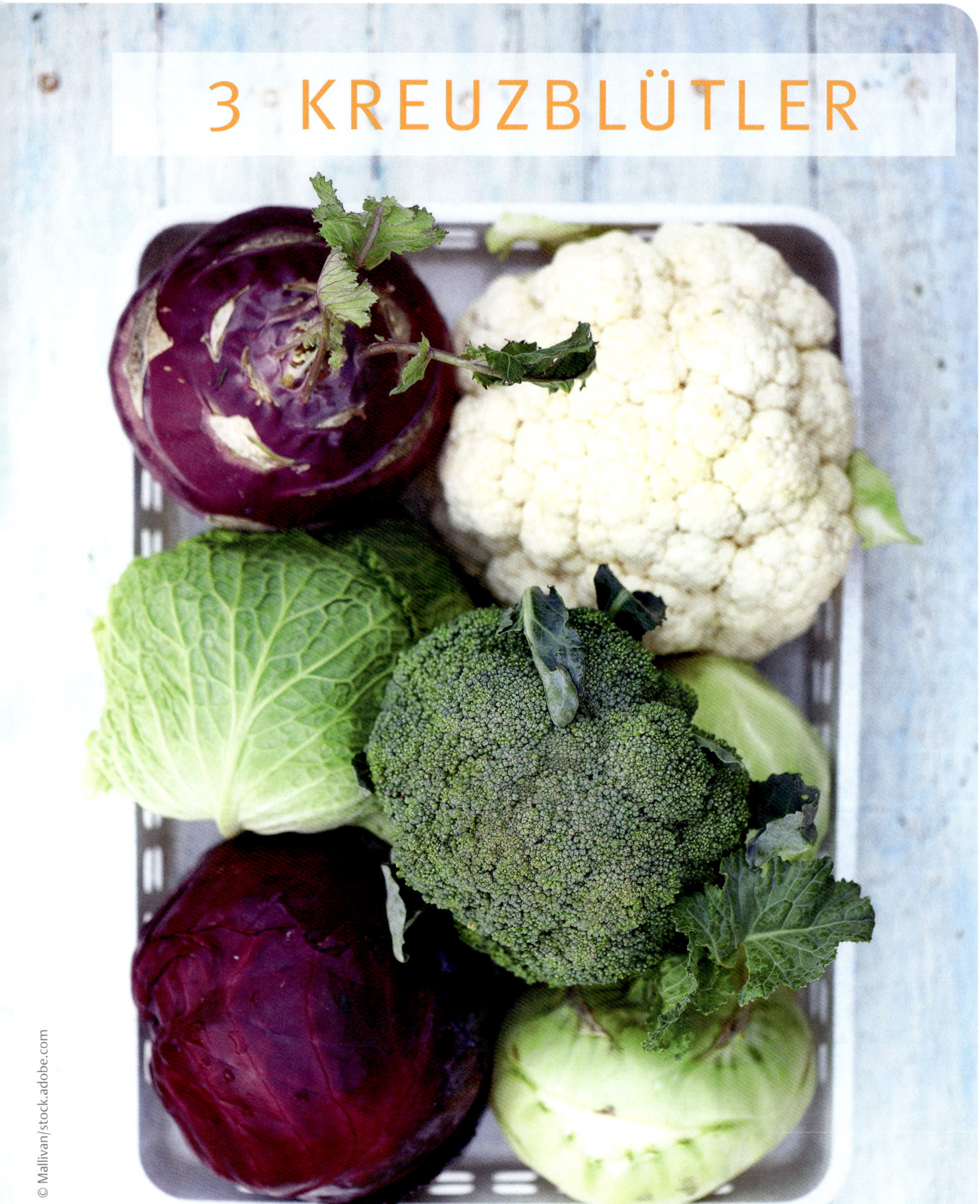

Eine krebshemmende Familie

Zu wissen, welche Gemüse zu den Kreuzblütlern zählen, ist für uns Gesundheitsfans elementar. Die Kreuzblütler, die wir am meisten verwenden, sind Blumenkohl, Brokkoli und Radieschen. Sie kommen bei uns tatsächlich mehrmals in der Woche auf den Tisch. Zu den Kreuzblütlern gehören außerdem: Rotkohl, Chinakohl, Weißkohl, Wirsing, Rettich, Kohlrabi. Auch die grünen Blattgemüse wie Grünkohl und Rucola zählen dazu. Da sie sehr chlorophyllhaltig sind, haben wir sie bereits bei der Kategorie »Greens« reichlich in den grünen Smoothies verwendet. In diesem Kapitel wirst du sie in weiteren Gerichten entdecken.

Erwiesenermaßen machen vier Portionen in der Woche nämlich schon einen gewaltigen Unterschied, wenn es um Krebsprävention geht. Was krebshemmend ist, ist natürlich auch besonders entzündungshemmend und schützt uns in vielerlei Hinsicht vor allen anderen Zivilisationskrankheiten.

Die folgenden Rezepte sind für viele Menschen eine Offenbarung: Wer glaubt schon, ohne dass er es selbst erlebt hat, dass roh verarbeiteter Blumenkohl so köstlich schmeckt? Wer glaubt schon, dass Brokkoli und Himbeeren so gut zusammenpassen, dass man sich am liebsten täglich einen Smoothie daraus mixen möchte?

Kreuzblütler aus dem Vorratsschrank

Maca Einen Kreuzblütler haben wir auch in unserem Vorratsschrank: Maca. Die kleine Wurzel aus den peruanischen Anden gilt unter Kreativen und Sportlern gleichermaßen als Geheimtipp. Sie wächst in rauhen Höhen und trotzt dort extremen Wetterbedingungen. Maca ist ein Kaltwetter-Adaptogen, d. h., sie erleichtert uns die Anpassung an Kälte. Sie steht für Widerstandkraft, Ausdauer und psychische Belastbarkeit. In ihrer Heimat ist die Pflanze ein fester Bestandteil der Ernährung der dortigen Bevölkerung. Sie wird seit 2000 Jahren als Energiespender geschätzt und soll gegen Depression und Müdigkeit wirken.

Maca-Pulver rundet mit seinem karamelligen Geschmack Smoothies, Tees, Puddings, Marmeladen, aber auch würzige Salate ab. Es harmoniert perfekt mit Kakao! Probiere unbedingt unser super einfaches Maca-Kresse-Müsli (Seite 105).

Probiere auch den Star der Kategorie (Seite 12):

Kohl-Beeren-Smoothie

Blumenkohl-Nuss-»Reis« mit Tomaten

» Dieser »Reis« ist zart und kernig zugleich und geschmacklich sehr nah am Original. Dass er im Grunde aus Blumenkohl besteht, schmeckt man nicht heraus.

2 Portionen
15 Min.

1 kleiner Blumenkohl (ca. 400 g) • 80 g Walnüsse oder Hanfsamen • 1 EL Miso • 3 EL Wasser • 4 Tomaten • Salz • 2 Zweige Petersilie

- Den Blumenkohl in grobe Stücke schneiden. Zusammen mit den Walnüssen oder Hanfsamen in die große Küchenmaschine geben. Zu etwa reiskörnergroßen Stückchen zerkleinern.

- In einer Schüssel das Miso mit dem Wasser verrühren. Den »Reis« dazugeben und mit der Miso-Soße vermengen.

- Tomaten in Stücke schneiden und etwas salzen. Petersilie fein hacken.

- Tomatenstücke und Petersilie miteinander mischen und als Beilage zum Reis geben. Genauso gut kann man die Tomaten und die Petersilie unter den Reis heben.

Variante Sehr lecker ist der »Reis« auch mit der rohen Tomatensoße (Seite 82) oder einem einfachen Blattsalat.

Blumenkohl und Kohlrabi mit Mandelmus

» So einfach, so gut. Man braucht nicht viel für einen hochkarätigen Snack oder eine kleine Mahlzeit. Zwei Kreuzblütler und ein wenig Nussmus genügen. Mit etwas Salz ist diese Kombi auch eine echte Alternative zur Chipstüte auf der Couch.

2 Portionen
15 Min.

1 Kohlrabi (ca. 250 g) • 1 kleiner Blumenkohl • Salz • 4 EL Mandelmus

- Kohlrabi schälen und in mundgerechte Stückchen schneiden. Blumenkohl in kleine Röschen schneiden.

- Gemüsestücke nach Belieben salzen. Mit Mandelmus überträufeln oder in Mandelmus dippen.

Tipp Mit Kohlrabi und Blumenkohl in der Vorratsdose und einem Glas Mandelmus ist man auf Reisen immer bestens versorgt.

Brokkoli-Pesto mit Tomate

» Cremig, sättigend und lecker. Dieses Pesto ist eine gute Möglichkeit, viel rohen Brokkoli in einem Glas unterzubringen. Durch die Einlage in Form von knackigen Brokkoli- und Tomatenstückchen ist es ein echter Genuss zum Löffeln und Kauen.

2 Portionen
15 Min.

250 g Brokkoli • 2 EL Zitronensaft • 1 Frühlingszwiebel • 1 Avocado • 50 g Petersilie • 1 EL Miso • 7 EL Olivenöl • 2 EL Hefeflocken • Salz • Pfeffer • 6 getrocknete Tomaten • 1 Gurke

- Etwa 50 g Brokkoli in sehr kleine Röschen zerkleinern und beiseitestellen. Den Rest des Brokkolis in grobe Stücke schneiden.

- Mit dem großen Zerkleinerer die groben Brokkolistücke, Zitronensaft, Frühlingszwiebel, Avocado, Petersilie, Miso, Öl und Hefeflocken fein verarbeiten. Salzen und pfeffern.

- Tomaten in Stückchen schneiden. Tomatenstückchen und Brokkoliröschen unter das Pesto heben.

- Gurke in Sticks schneiden und zusammen mit dem Pesto genießen.

Rezeptbild auf dem Cover

Grünkohl-Fingerfood mit Tomaten

» Lust auf neue Erfahrungen? Dann probiere einmal das: Tomate im Grünkohlwickel – pur, roh, köstlich! Mit diesem Mini-Rezept meisterst du eine wichtige Etappe auf deinem mikronährstoffreichen Weg, weil du erfährst, wie du völlig ohne Zubereitung hochkarätiges Grünzeug essen kannst.

2 Snack-Portionen
10 Min.

4 große Grünkohlblätter • 16 Cocktailtomaten

- Grünkohlblätter waschen und den Blattteil seitlich der mittleren Blattrippe wegschneiden, so dass große Blattstücke entstehen.

- Die Tomaten mit einem Stück Grünkohl umwickeln und gleich in den Mund stecken.

Tipp Für unterwegs brauchst du also nur ein paar Grünkohlblätter und kleine Tomaten in deiner Lunchbox. Probiere es einfach, es wird dich glücklich machen.

Grünkohlsalat mit Tomaten und Heidelbeeren

» Grünkohl als Grundlage für einen grünen Blattsalat zu nehmen, mag wenig attraktiv scheinen, weil er eine so kräftige Blattstruktur hat. Der Trick besteht darin, ihn in der Marinade ein wenig durchziehen zu lassen, damit er weich und unwiderstehlich wird.

2 Portionen
15 Min. + 20 Min. Durchziehzeit

5 Grünkohlblätter • 4 Tomaten • 2 Frühlingszwiebeln • 2 EL Zitronensaft • 4 EL Olivenöl • 1 TL Spirulina • Salz • Pfeffer • Stevia • 100 g Heidelbeeren • 50 g Walnüsse oder Kürbiskerne

- Grünkohlblätter von der mittleren Blattrippe entfernen und sehr klein rupfen bzw. in Streifen schneiden. Tomaten in Stückchen schneiden. Frühlingszwiebeln in Röllchen schneiden.

- Zitronensaft, Olivenöl, Spirulina und Gewürze in einer Schüssel vermengen.

- Alle weiteren Zutaten in die Schüssel geben und den Salat 20 Min. durchziehen lassen.

Tipp Die Reste von Grünkohlsalat für den nächsten Tag aufzubewahren, ist kein Problem. Er fällt nicht so zusammen wie etwa ein zarter Kopfsalat.

Rotkohlsalat mit Orangen-Dressing

» Der herrlich saftige Salat mit Rotkohl liefert nicht nur antikanzerogene Senföle, sondern auch viel Vitamin C, um uns vor allem in der Winterzeit gegen Infekte zu wappnen.

2 Portionen
15 Min.

300 g Rotkohl • 1 Orange • 4 EL Öl • 2 EL Zitronensaft • Honig und/oder Stevia • ½ TL Zimt • Salz • Pfeffer • 3 EL Walnüsse • 3 EL Kürbiskerne • 3 EL Goji-Beeren

- Rotkohl im großen Zerkleinerer zu kleinen Stücken verarbeiten und in eine Schüssel geben.

- Orange schälen und mit Öl, Zitronensaft, Süßungsmittel, Zimt, Salz und Pfeffer im kleinen Mixer oder Zerkleinerer zu einem Dressing mixen. Mit dem Rotkohl vermengen.

- Walnüsse und Kürbisse grob hacken und zusammen mit den Goji-Beeren über den Salat geben.

Tipp Wer weicheren Rotkohl bevorzugt, lässt diesen Salat einige Stunden im Kühlschrank durchziehen.

» Rohkostsalat mit Orangen-Dressing

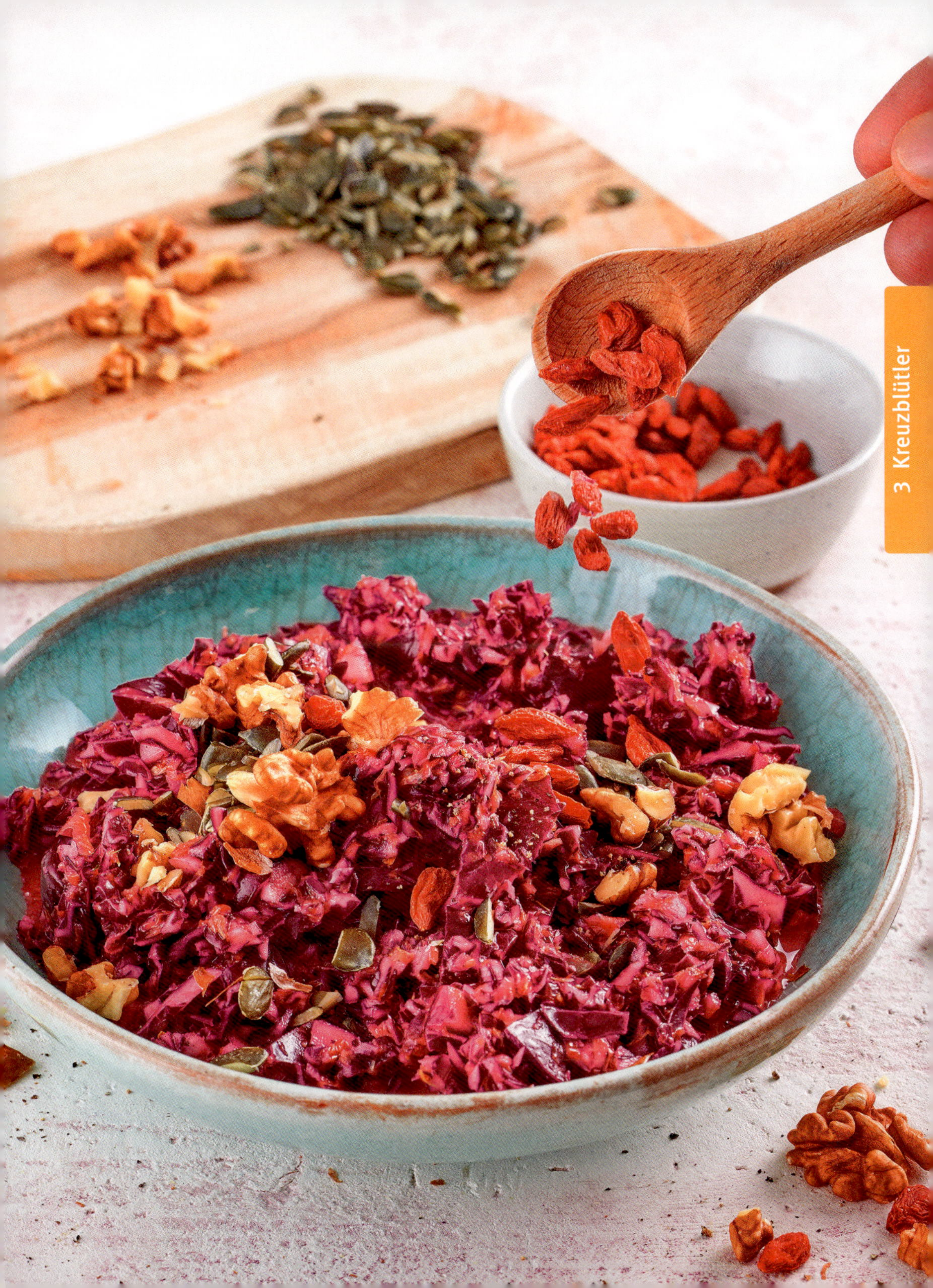

Kreuzblütlersalat dreifach

» Dieser Kreuzblütlersalat lebt von den Gegensätzen. Scharfe Rucolablätter und Radieschen werden mit mildem Kohlrabi und bitterem Radicchio kombiniert. Mit der Technik, mit der du das Gemüse schneidest, bestimmst du das Kau- und Geschmackserlebnis.

2 Portionen
⏲ 20 Min.

1 Kohlrabi (ca. 250 g) • 12 Radieschen • 6 Blätter Radicchio • 100 g Rucola • 2 EL Zitronensaft • 4 EL Olivenöl • Salz • 2 EL Hefeflocken • 50 g Kürbiskerne

- Geschälten Kohlrabi, Radieschen und Radicchio in dünne Streifen schneiden oder mit dem kleinen Zerkleinerer verarbeiten. Alles zusammen mit dem Ruccola in eine Schüssel geben und vermengen.

- Die übrigen Zutaten bis auf die Kürbiskerne verrühren und das Dressing über den Salat geben.

- Mit Kürbiskernen dekorieren.

Tipp Wenn du mit dem kleinen Zerkleinerer arbeitest, kannst du die Gemüsesorten nacheinander verarbeiten und für jede Sorte entscheiden, wie klein die Stückchen werden sollen.

Grünkohl-Pesto mit Zucchini-Sticks

» Grünkohl ist so nährstoffreich, dass wir keine Gelegenheit auslassen sollten, ihn zu essen. Ein Pesto-Rezept hilft, des großvolumigen Grünkohls mit einer »rohen« Zubereitung Herr zu werden. Vielseitig und köstlich ist das Pesto noch dazu.

2 Portionen
⏲ 15 Min.

4 große Grünkohlblätter (etwa 120 g Blattwerk ohne Zwischenrippe und Stängel) oder 120 g TK-Grünkohl • 30 g Basilikum (1 Bund) • 50 g Walnüsse • 1 rote Peperonischote • 2 Frühlingszwiebeln • 6 EL Öl • 1 Orange • 2 EL Hefeflocken • Salz • Pfeffer • 1 Zucchini

- Grünkohlblätter von den Mittelrippen entfernen (TK-Grünkohl auftauen lassen). Orange schälen.

- Die Hälfte des Grünkohls mit Basilikum, Nüssen, Peperoni, Frühlingszwiebeln, Öl, Orange, Hefeflocken und Gewürzen im großen Zerkleinerer fein verarbeiten. Dann den restlichen Grünkohl zugeben und weiter pürieren.

- Zucchini zu Sticks schneiden oder mit dem Spiralschneider Spaghetti herstellen und mit dem Pesto anrichten.

Das passt dazu Grünkohl-Pesto schmeckt auch hervorragend mit einem einfachen Karottensalat.

Chinakohl-Wraps mit Tomaten-Pesto

» Chinakohl ist im Unterschied zu anderen Kohlsorten sehr zart. Wir verwenden seine Blätter als Wrap und für die saftige Pesto-Füllung.

2 Portionen
⏲ 20 Min.

½ Chinakohl (ca. 300 g) • 100 g Feldsalat • 50 g getrocknete Tomaten • 100 ml Wasser • 1 Frühlingszwiebel • 30 g Hanfsamen • 2 EL Olivenöl • Chili • Pfeffer • Salz

- 6 große Blätter vom Chinakohl fürs Umwickeln beiseitelegen. Mittelrippe mit dem Messer abflachen. Die restlichen Blätter in feine Streifen schneiden und in eine Schüssel geben.

- Feldsalat säubern und zum klein geschnittenen Chinakohl geben.

- Für das Pesto Tomaten, Wasser, Frühlingzwiebel, Hanfsamen, Öl und Gewürze im Mixer pürieren. Salz wegen der salzhaltigen getrockneten Tomaten vorsichtig dosieren.

- Pesto mit den Chinakohlstreifen und dem Feldsalat vermengen.

- Kohlblätter damit füllen und zu einem Wrap zusammenwickeln. Sind die Blätter zu klein, kann man sie auch einfach als Schiffchen verwenden.

Maca-Kresse-Müsli

» Kreuzblütler im Müsli, geht das? Und ob! Dieses Rezept liefert mit Maca und Kresse gleich einen zweifachen Kreuzblütler-Kick. Das Maca-Pulver verleiht dem Ganzen außerdem eine besonders cremige Konsistenz mit einer karamelligen Note.

2 Portionen
⏲ 15 Min. + 1 Std. Auftauzeit

130 g Beeren (frisch oder TK) • 2–3 EL Maca • 2 EL Zitronensaft • 4 EL Mandelmus • ca. 100 ml Wasser • 6 gehäufte EL Hanfsamen • 6 gehäufte EL Walnüsse • 2 Päckchen Kresse

- Gefrorene Beeren etwa 1 Stunde auftauen lassen. Gegebenenfalls am Vorabend aus dem Gefrierfach nehmen und in den Kühlschrank stellen.

- Maca, Zitronensaft und Mandelmus in eine Schüssel geben. Nach und nach Wasser zugeben und alles zu einer homogenen Masse verrühren.

- Hanfsamen und Walnüsse unterrühren. Das Müsli mit Beeren und Kresse garnieren.

Variante Wenn keine Beeren zur Hand sind, schmeckt dazu auch ein kleingeschnittener Apfel. Statt Kresse eignet sich auch Rucola.

4 FERMENTIERTES

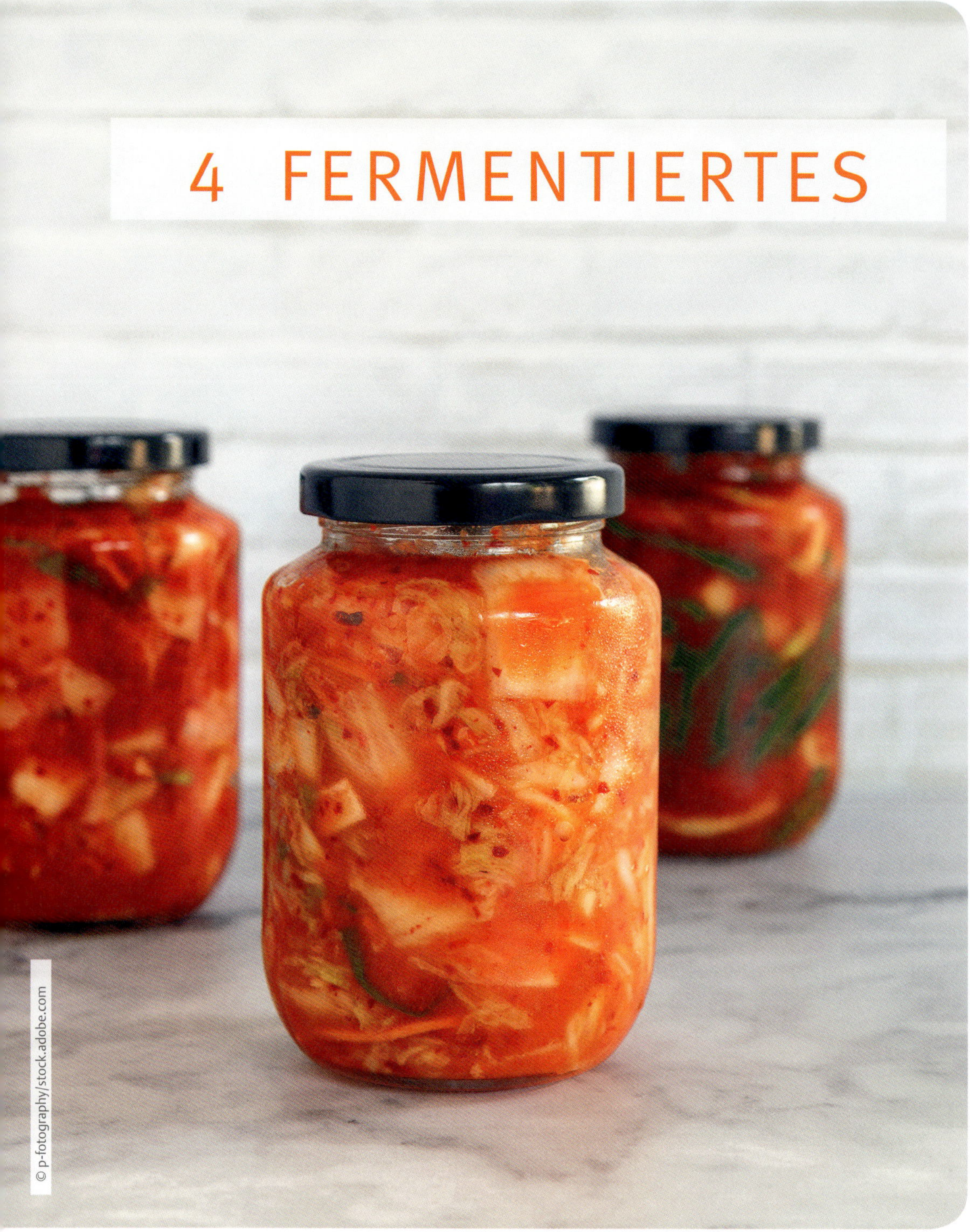

Für eine gesunde Darmflora

Milchsauer fermentierte Lebensmittel regelmäßig zu essen ist unser erklärtes Ziel!

Sauerkraut und Kimchi pur

Eine der wichtigsten und einfachsten Empfehlungen für eine gesunde Darmflora lautet: Iss jeden Tag drei Gabeln Sauerkraut vor dem Mittag- oder Abendessen! Wer es schärfer mag und Abwechslung liebt, greift zu Kimchi. Bei seiner Zubereitung werden Chinakohl, Rettich, Frühlingszwiebel, Ingwer, Knoblauch und Chili verwendet.

Im Bioladen gibt es mittlerweile auch andere fermentierte Gemüse zu kaufen. Darunter so exotische Mischungen wie Rote Bete mit Goji-Beeren und Sauerkraut mit Cranberrys. Und wenn du selbst fermentieren möchtest, findest du im Internet jede Menge Tipps und Gerätschaften, die die Herstellung vereinfachen – auch für empfindliche Nasen.

Falls du kein rohes Sauerkraut verträgst, bleib trotzdem dran und nimm täglich nur ganz kleine Mengen zu dir. Steigere die Mengen allmählich. Stell dir vor, wie du so über die Zeit die Bakterien »züchtest«, die dir helfen, Sauerkraut zu verdauen und dein Immunsystem zu stärken. Es lohnt sich!

Achte unbedingt darauf, dass »unpasteurisiert« auf dem Etikett steht. Nur dann handelt es sich um ein kalt verarbeitetes Produkt und die gesunden Milchsäurebakterien sind noch aktiv. Leider gibt es unpasteurisiertes fermentiertes Gemüse fast nur auf dem Markt, beim Metzger und im Kühlregal im Bioladen zu kaufen. Im normalen Lebensmittelladen suchen wir es vergebens.

Wichtig Sauerkraut und Co. halten sich im Fass monatelang frisch. Sobald das fermentierte Gemüse jedoch in Haushaltsmengen ohne Flüssigkeit abgepackt wird, ist seine Haltbarkeit begrenzt und es muss im Kühlschrank aufbewahrt werden. Ist die Verpackung einmal geöffnet, hält sich das fermentierte Gemüse nur einige Tage.

Unbedingt probieren musst du auch einmal den selbstgemachten Joghurt (Seite 109), der durch Fermentierung entsteht. Mit etwas Übung geht dir die Zubereitung schnell von der Hand. Isst du gerne und viel Joghurt? Dann lohnt sich ein Joghurtbereiter, der die notwendige Temperatur unabhängig von der Raumtemperatur gleichmäßig hält. Damit sparst du auch jede Menge Plastikmüll.

Wenn deine Gemüsebrühe aufgebraucht ist, dann schwenke um auf Miso als Würzmittel und schon hast du ein fermentiertes Lebensmittel mehr integriert. So ein Miso-Süppchen (Seite 110) ist auch was

Feines, wenn du etwas Warmes möchtest und es besonders schnell gehen soll. Unpasteurisiertes Miso im Kühlschrank aufbewahren!

Ferment und Fermentiertes aus dem Vorratsschrank

Joghurtferment ist ein Must-have für Joghurtfans. Mit seinen gesunden Milchsäurebakterien verwandelt das Ferment eine Pflanzenmilch in einen köstlichen säuerlichen Joghurt. Es sind die Bakterienkulturen, die den Fermentierungsprozess anschieben. Joghurt zählt zu den sogenannten »Probiotika«, die in keiner gesunden Ernährung fehlen dürfen. Milchsäurebakterien haben nichts mit Milch zu tun, wie der Name vermuten lässt, sie wurden nur erstmals in Milch festgestellt. Im Handel gibt es vegane und nicht vegane Joghurtkulturen, je nachdem, auf welchem Nährboden sie gezüchtet worden sind. Wir bevorzugen die veganen.

Miso ist ein probiotisches Lebensmittel aus fermentierter Gerste (oder anderem Getreide), Sojabohnen und Salz. Auch wenn gedämpfte Zutaten verwendet werden, entsteht durch die Fermentierung wieder ein »lebendiges« Nahrungsmittel. Miso wird nicht nur wegen des hohen Eiweißgehalts und der vielen Mineralien und Vitamine hochgeschätzt, sondern vor allem wegen der Enzyme, Bakterien und Hefen, die eine außerordentlich positive Wirkung auf den Organismus haben. Sie bauen eine gesunde Darmflora auf, stärken die Verdauung und helfen uns so bei der Umstellung auf Rohkost. Das reichlich enthaltene Vitamin B_2 ist an vielen Stoffwechselvorgängen beteiligt. Vitamin E wirkt als Antioxidans dem Alterungsprozess entgegen. Wichtig: Nur unpasteurisiertes Miso verwenden! Reis-Miso ist glutenfrei.

Flohsamenschalen (auch pulverisiert) zählen nicht zu den fermentierten Lebensmitteln. Jedoch finden sie in diesem Kapitel ihren Platz, weil sie insbesondere beim Joghurtmachen zum Einsatz kommen. Sie helfen uns, hier dickere Konsistenzen zu erreichen. Flohsamenschalen können auf sanfte Weise gegen Verstopfung helfen, ohne zu Blähungen zu führen. Die Schalen bestehen zum größten Teil aus Ballast- und Schleimstoffen, die stark quellen und so die natürliche Darmbewegung anregen sowie Darmablagerungen leichter lösen. Auch sorgen sie für ein stärkeres Sättigungsgefühl bei wenig Kalorien.

Probiere auch den Star der Kategorie (Seite 13):

Sauerkrautsalat

Sie meisten, die ihn das erste Mal probieren, finden ihn sensationell.

Veganer Joghurt

» Dieser Joghurt ist einfach zuzubereiten, schmeckt lecker und ist vielseitig abwandelbar.

2 Portionen
10 Min. + 6–8 Std. Fermentierzeit

220 g Hanfsamen • 600 ml Wasser, handwarm • 1 TL Flohsamenschalen • Joghurtferment (Dosis gemäß der Packungsangabe)

- Hanfsamen mit dem Wasser und dem Ferment im großen Mixer zu einer feinen, dickflüssigen Hanfmilch vermixen.

- Die Mischung in Schraubgläser abfüllen. Dabei die Gläser nur zu zwei Dritteln füllen und den Deckel nur locker darauflegen. Durch die Milchsäurekulturen vergrößert sich das Volumen der Masse.

- Etwa 6–8 Stunden an einem warmen Ort (etwa 38 Grad, z. B. neben einer Heizung) stehen lassen oder Joghurtbereiter verwenden (weitere Infos Seite 151).

- Zum Verdicken mit etwas Flohsamenschalen vermixen. Für eine Süßspeise mit Beeren, Nüssen und Honig und/oder Stevia verfeinern. Perfekt auch als Basis für ein Salatdressing oder Tsatsiki.

Tsatsiki

» Kein Sommer ohne die erfrischende griechische Vorspeise! Und im Winter kann man damit prima der inneren Austrocknung durch die Heizungsluft entgegenwirken.

2 Portionen
15 Min.

½ Salatgurke • ½ Bund Schnittlauch • 500 g probiotischer veganer Joghurt, selbst zubereitet (Seite 109) • 1 EL Zitronensaft • 1 EL Olivenöl • Salz • Pfeffer • Für die Sticks: z. B. Karotten, Kohlrabi, Stangensellerie, Paprika

- Die gewaschene und ungeschälte Gurke in eine Schüssel raspeln. Schnittlauch waschen und in feine Röllchen schneiden.

- Alle Zutaten verrühren und mit Salz und Pfeffer abschmecken.

- Karotten, Kohlrabi, Stangensellerie und Paprika zu Sticks schneiden und mit dem Tsatsiki genießen.

Einfache Miso-Suppe

›› Diese würzige Suppe wird dich wärmen, wenn dir kalt ist. Mach es wie die Japaner und iss deine Miso-Suppe auch zum Frühstück.

2 Portionen
10 Min.

800 ml Wasser • 2 Frühlingszwiebeln • 1 Handvoll Pilze (asiatische oder Champignons) • 1 Handvoll Spinatblätter • 2 EL Kokosöl • 2 gehäufte EL Miso • 1 EL Dulse-Algen

- Wasser in einem Topf erhitzen.

- Frühlingszwiebeln in feine Ringe schneiden. Große Pilze in Scheibchen schneiden. Spinatblätter säubern.

- Wenn das Wasser sehr warm ist, vom Herd nehmen, alle Zutaten einrühren und die Suppe auf 2 Teller verteilen.

Variante Weitere Ideen für die Suppeneinlage: Es eignen sich grüner Spargel, Sprossen, Mikrogrün, Zucchini, Rettich, Süßkartoffel, Kürbis, Karotten, Zwiebel und Grünkohl. Für die Sättigung: 2 EL Chiasamen einrühren und aufquellen lassen.

Tipp Vermeide, das Wasser zu kochen. Eine stärkere Hitze würde die gesunden Milchsäurebakterien zerstören.

Cremige Miso-Suppe

›› Ohne Schnickschnack, aber mit cremigem Schmelz verleiht dir diese Suppe ein wohliges Körpergefühl. Eine gute Menge Hanfsamen sorgt für beste Fette und Proteine.

2 Portionen
10 Min.

800 ml heißes Wasser • 200 g Hanfsamen • 1 EL Zitronensaft • 2 EL Miso • Pfeffer • 2 TL Dulse-Algen

- Wasser gut erwärmen, ohne es zu kochen.

- Alle Zutaten in den großen Mixer geben und ca. 30 Sekunden mixen.

- Die Suppe auf 2 Teller verteilen und genießen.

›› Einfache Miso-Suppe

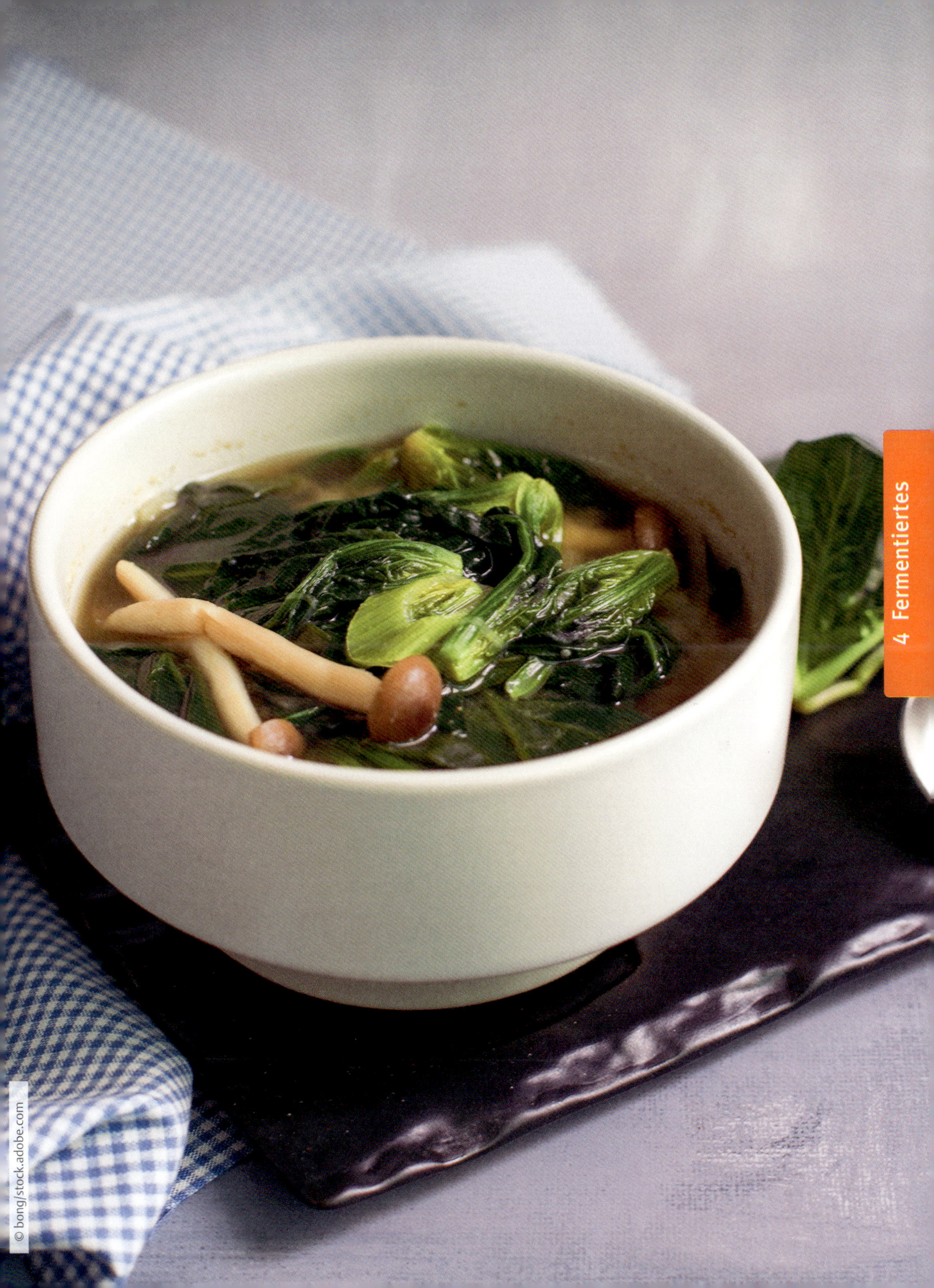

5 NÜSSE & SAATEN

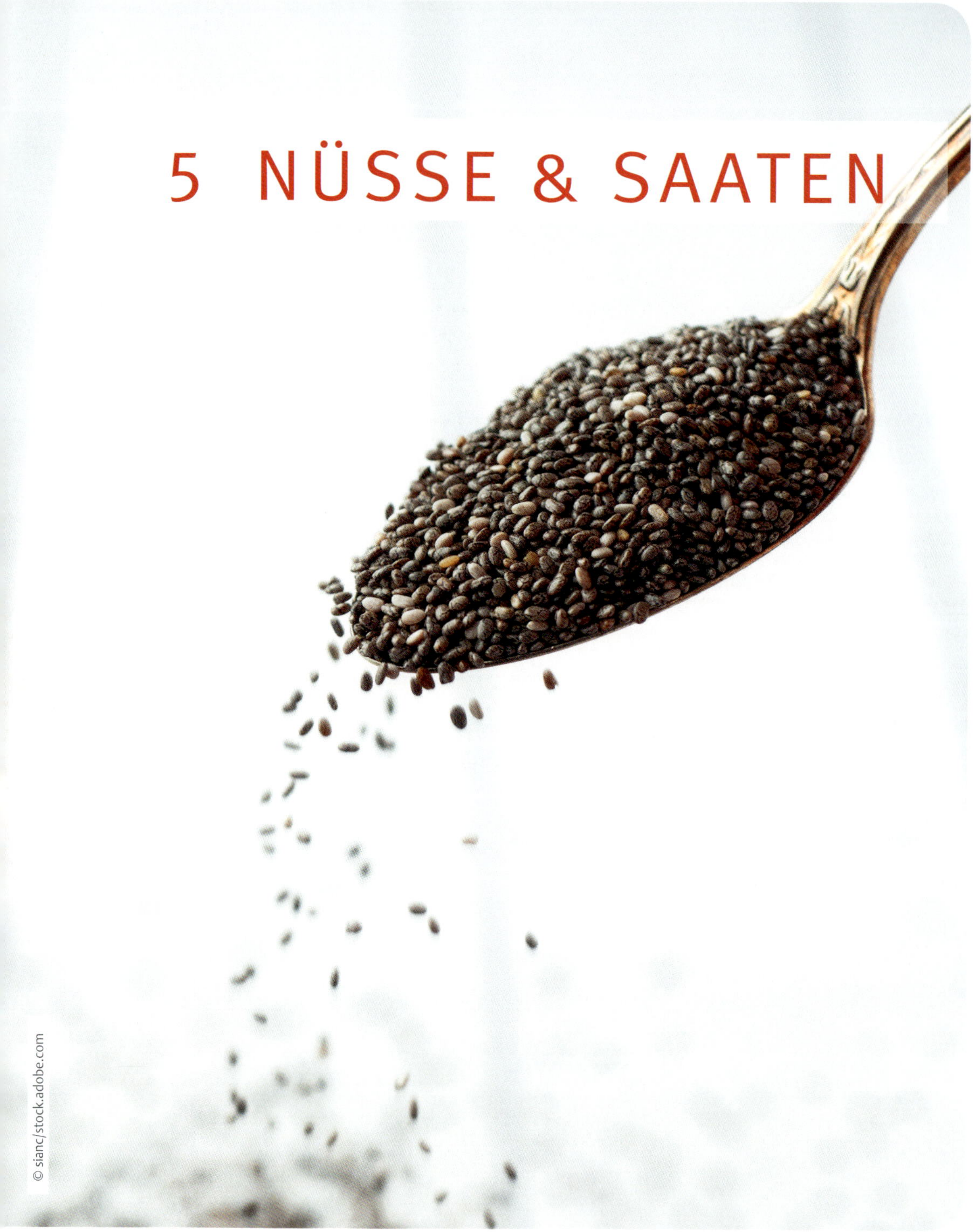

Satt mit besten Fetten und Proteinen

Wir sind ja im Add-in-Modus (Hinzufüge-Modus) unterwegs, was bedeutet, dass wir uns darauf fokussieren, die besten echten Lebensmittel schrittweise in unseren Speiseplan einzubauen. Wir tun das in der Hoffnung, dass die weniger gesundheitsförderlichen dann »hinten runterfallen«.

Das, was am wenigsten verzichtbar scheint, sind gewöhnlich Nudeln und Brot, die klassischen Kohlenhydrate. Diese haben einfach ein riesiges Suchtpotenzial. Doch auch hier ist der Weg das Ziel: Wenn die eine Brezel oder Nudelportion am Tag erst mal noch sein muss, dann muss sie eben sein. Sie wird nicht mehr den Ausschlag geben, wenn wir ansonsten Sättigung durch gute Fette und beste Proteine erreichen, denn die sind der Schlüssel zu unserem Immunsystem. Mit Chia-Pudding (Seite 123) und Hanfmilch (Seite 123) fühlst du dich leicht wie eine Feder und bist trotzdem für Stunden versorgt.

Unser Nuss-Crumble (Seite 119) macht jeden Salat zu einer sättigenden Mahlzeit. Die Hackbällchen (Seite 115) und Würstchen (Seite 120) wirst du lieben. Mach dir Ketchup dazu. Auch in Eis kannst du jede Menge gute Fette und Proteine einbauen, sodass daraus eine ausgewogene Mahlzeit wird.

Fette und Proteine aus dem Vorratsschrank

Chiasamen ist das Superfood der Azteken. Die kleinen Samen enthalten nicht nur mehr Protein als andere Getreide, sondern auch viel von den wertvollen Omega-3-Fettsäuren, die das Herzinfarktrisiko deutlich senken sollen. Chia enthält mehr Kalzium als Milch und jede Menge Antioxidanzien. »Chia« bedeutet im ursprünglichen Sinn »Stärke«. Es heißt, dass die Azteken ihre Krieger mit zwei Esslöffeln der sättigenden Chiasamen pro Tag in den Krieg ziehen ließen. Chia geliert wie Leinsamen und kann mehr als das Zehnfache seines Volumens an Flüssigkeit aufnehmen. Seine Quelleigenschaften machen es zur perfekten Zutat für Smoothies, Puddings und andere Gerichte. Anders als Leinsamen muss man Chia nicht mahlen, damit der Körper die Inhaltsstoffe gut aufnehmen kann. Chia besteht im Unterschied zu Leinsamen auch aus einem runden, »sanften« Korn, was ein deutlich anderes und angenehmeres Mundgefühl hervorruft.

Hanfsamen Hanfsamen hat ein günstiges Verhältnis von Omega-3- zu Omega-6-Fettsäuren Das beeinflusst unseren Fettstoffwechsel positiv. Hanf ist auch ein hervorragender Proteinlieferant, der alle essenziellen Aminosäuren enthält, die wir selbst nicht bilden können und die wir deshalb von außen zuführen müssen. Damit sind die nussig schmeckenden Hanfsamen besonders interessant für alle, die auf der Suche nach pflanzlichen

Eiweißquellen sind. Die kleinen Samen sind außerdem reich an Vitaminen und den meisten Mineralstoffen. Hanfsamen gibt es in zwei Formen zu kaufen: mit und ohne harte Schale. Wir verwenden ausschließlich die leckeren, geschälten Hanfsamen. Hanf ist hypoallergen und so insbesondere auch für Menschen interessant, die keine Nüsse vertragen.

Olivenöl dient in Mittelmeerländern als Hauptfettquelle und auch wir tun gut daran, es regelmäßig zu verwenden. Seine einfach ungesättigten Fettsäuren sind wertvoll für die Gefäßgesundheit. Sie beugen Arteriosklerose und Herzinfarkt vor und senken das Risiko für Tumorbildung. Die reichlich in Olivenöl vorhandenen Polyphenole wirken stillen Entzündungen entgegen. Das Öl wirkt sich positiv auf Diabetes, Übergewicht und Bluthochdruck aus und wird mit einem verringerten Krebsrisiko in Verbindung gebracht.

Kürbiskerne sind hervorragende Eiweißlieferanten. Sie enthalten vor allem große Mengen der Aminosäure Arginin, die uns bei sportlicher Aktivität, bei der Regeneration nach Krankheit und beim gesunden Altern unterstützt. Arginin wirkt sich auch positiv auf die Gefäßwände und die Durchblutung aus. Kürbiskerne sind bekanntermaßen durch ihre Phytosterole wertvoll für die Männergesundheit. Die in den Kürbiskernen enthaltenen Phytoöstrogene machen sie auch für Frauen in den Wechseljahren interessant.

Mandelmus ist ein Küchenwunder, was die Einsetzbarkeit anbelangt. Es gibt jedem Rezept, gleich ob würzig oder süß, seinen »Body«. Es sättigt und sorgt für Wohlgefühl. Die Mandel ist reich an Enzymen, Vitaminen, Mineralien, Spurenelementen und guten Fetten und enthält viel Protein. Mandelmus ist frei von Gluten und Laktose. Es ist die Alternative für Menschen, die Milch nicht vertragen. Im Unterschied zu »richtigen Nüssen« wird die Mandel basisch verstoffwechselt. Mit jedem Mandelmusgenuss schaffen wir ein Gegengewicht zu einem »sauren« Lebensstil mit viel Stress und konventioneller Ernährung.

Walnüsse tragen dazu bei, die Elastizität der Blutgefäße zu verbessern. Sie enthalten besonders viel von der essenziellen Alpha-Linolensäure, einer Omega-3-Fettsäure, die sich positiv auf den Cholesterinspiegel auswirkt und somit Einfluss auf die Herz-Kreislauf-Gesundheit hat. Auch stecken Walnüsse voller Vitamine, Mineralien und Antioxidanzien und sind gute Eiweißlieferanten. Schon 50 Gramm täglich sollen den entzündungshemmenden Zellschutz aktivieren.

Probiere auch den Star der Kategorie (Seite 13):

Hanfsoße mit Erbsen

»Hack«-Bällchen mit Ketchup

›› Wenn wir etwas zum »Kauen« brauchen und Appetit auf etwas Würzig-Pikantes haben, kommen uns diese »Hack«-Bällchen gerade recht. Mit den eingeweichten und aktivierten Nüssen sowie einem hohen Gemüseanteil sind sie sehr saftig.

2 Portionen

⏲ 20 Min. + 12–20 Std. Einweichzeit

- 60 g Walnüsse
- 60 g Hanfsamen
- 150 g Karotten
- 100 g Paprika
- 2 EL Proteinpulver
- 5 getrocknete Tomaten (eingeweicht)
- 1 Frühlingszwiebel
- 50 g Petersilie
- 1 EL Dulse-Algen
- 1 EL Miso
- ½ TL Salz
- Pfeffer

Für das Ketchup:

- 2 Tomaten
- 1 Paprika
- 1 EL Olivenöl
- Chili
- Pfeffer
- Salz

● Walnüsse 12 bis 20 Stunden einweichen, am besten über Nacht. So werden die Enzyme aktiviert, die Vitamine potenzieren sich und die Nährstoffe werden besser verfügbar.

● Walnüsse mit klarem Wasser abspülen und in den großen Zerkleinerer geben.

● Hanfsamen, Karotten, Paprika und die restlichen Zutaten dazugeben. Im großen Zerkleinerer mixen, bis ein relativ feiner klebriger Teig entsteht. Aus der Masse Kugeln oder Burger-Patties formen.

● Für das Ketchup sämtliche Zutaten im kleinen Mixer oder dem kleinen Zerkleinerer verarbeiten.

Variante Die »Hack«-Bällchen-Masse schmeckt auch als Aufstrich zum Beispiel auf Gurkenscheiben.

Tipp Wenn du möchtest, kannst du die Bällchen bei niedriger Temperatur (Umluft) im Backofen trocknen und erwärmen. Einen Holzlöffel in die Backofentür klemmen, damit die Feuchtigkeit abzieht.

Cracker-Brot

» Dieses Rezept wird dir helfen, von kohlenhydratreichem Brot loszukommen. Das Cracker-Brot in Rohkostqualität zu trocknen dauert etwa 6 Stunden. Unter Verzicht auf die Rohkostqualität kannst du auch schneller trocknen. Du hast dann immerhin noch einen Low-Carb-Brotersatz!

¾ Backblech
⏲ 15 Min. + mind. 80 Min. Trocknungszeit

- 100 g Chiasamen
- 7 getrocknete Tomaten
- 250 ml Wasser
- 125 g Walnüsse
- 2 EL getrocknete Petersilie
- 2 EL getrocknete italienische Kräuter, z. B. Oregano, Basilikum
- Salz

● Tomaten in Stückchen schneiden.

● Alle Zutaten in den großen Zerkleinerer geben. Vorsichtig salzen, da die getrockneten Tomaten schon gesalzen sind und sich durch das Trocknen der Geschmack noch intensiviert. So weit zerkleinern, dass ein kompakter Teig entsteht. Nach Belieben kann er grob- oder feinkörnig sein.

● Teig auf einen Backpapierbogen geben und mit einem zweiten Bogen bedecken. Mit dem Nudelholz durch das Backpapier hindurch den Teig flach walzen, bis er ca. ¾ des Backblechs bedeckt.

● Im Dörrgerät bei 42 Grad mehrere Stunden trocknen, bis die Oberfläche leicht knusprig ist und das Innere noch etwas weich. Wer es ganz kross mag, trocknet noch länger. Auch im Backofen kann man bei niedrigen Temperaturen trocknen. Stell die niedrigste Temperatur ein (50 Grad) und klemme einen Holzlöffel in die Tür, damit die Feuchtigkeit abziehen kann.

● Wenn es schneller gehen soll, dann trockne bei 135 Grad Umluft. Denke auch hier an den Holzlöffel in der Tür, damit die Feuchtigkeit abziehen kann. Trocknungsdauer etwa 80 Min.

● Im Sommer brauchst du das Blech nur in die Sonne zu stellen. Sunfood vom Feinsten!

Tipp Wenn du keinen Zerkleinerer hast, kannst du die Walnüsse im Mixer mahlen und alle Zutaten mit der Hand vermengen.

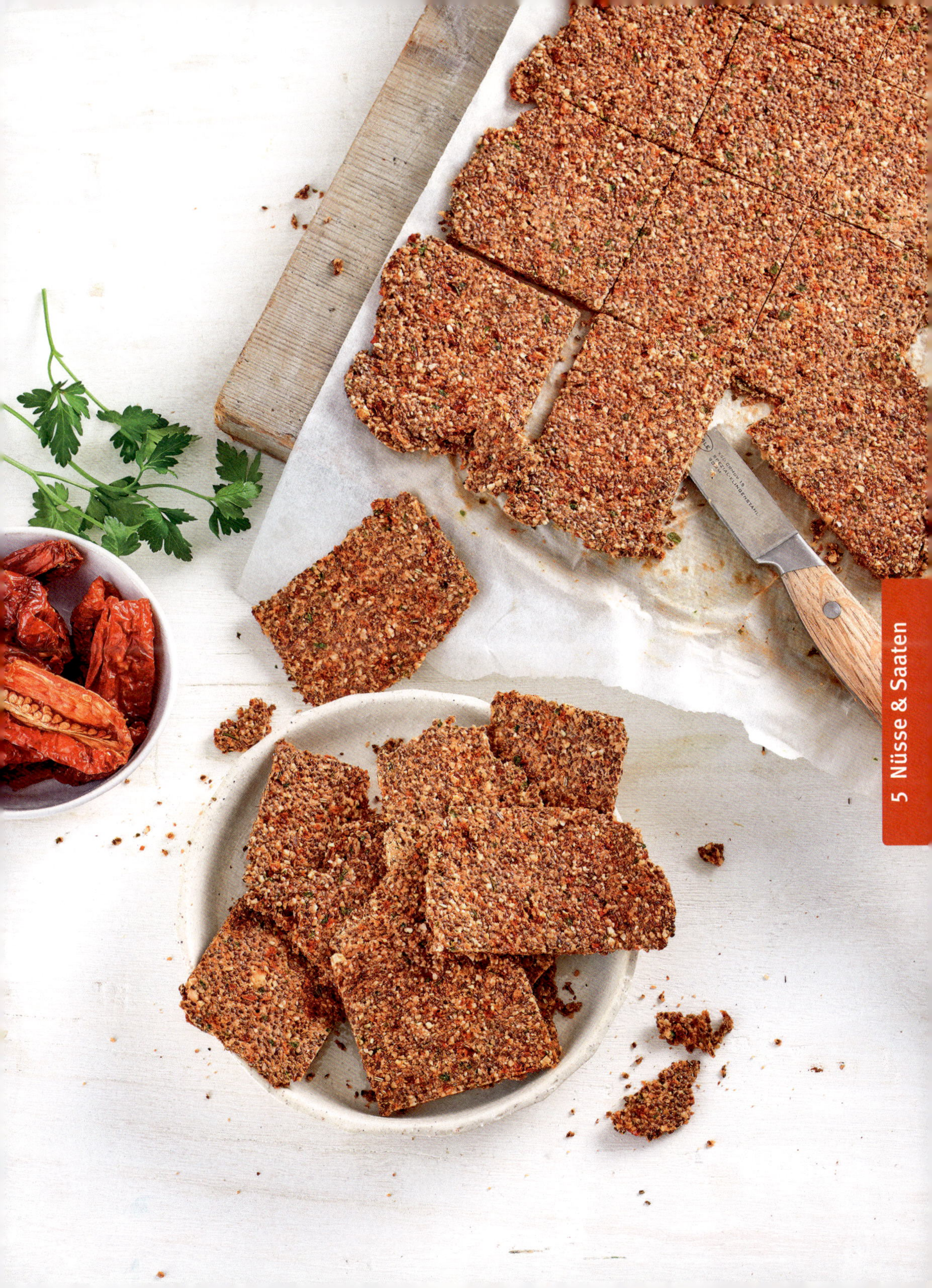

Veganer Mozzarella mit Tomate

» Dieser Mozzarella kommt in Form und Geschmack dem bekannten italienischen Frischkäse sehr nahe. Man kann damit prima an seine lieb gewonnenen alten Mozzarella-Gewohnheiten anknüpfen. Die Masse bietet sich dafür an, mit allerlei Gewürzen zu experimentieren. Flohsamenschalen geben ihr die richtige Konsistenz.

2 Portionen

⏲ 15 Min. + 2 Std. Einweichzeit + 2 Std. Kühlzeit

- 2 EL Flohsamenschalen
- 400 ml Wasser
- 100 g geschälte Hanfsamen
- 2 EL Hefeflocken
- 3 EL Zitronensaft
- ¼ TL Salz
- ½ TL Pfeffer
- 6 Tomaten
- ½ Bund Basilikum

Für das Dressing:

- 4 EL Olivenöl
- 2 EL Zitronensaft
- Salz, Pfeffer

● Flohsamenschalen in den kleinen Mixer geben und 1 Stunde in 400 ml Wasser einweichen.

● Flohsamenpudding mit Hanfsamen, Hefeflocken, Zitronensaft, Salz und Pfeffer mixen, bis eine käsige Masse entsteht. Dabei zügig arbeiten, da die Masse schnell fest wird.

● In 3 bis 4 Tassen abfüllen und mindestens 2 Stunden im Kühlschrank fest werden lassen.

● Mozzarella und Tomaten in Scheiben schneiden und abwechselnd auf 2 Tellern anrichten.

● Basilikum klein hacken und darüberstreuen.

● Für das Dressing Olivenöl und Zitrone mit einer Gabel verrühren, salzen und pfeffern und über die Salatteller träufeln.

Variante Statt der Hanfsamen kannst du auch Walnüsse verwenden. Diese müssen jedoch mindestens 12 Stunden eingeweicht werden, am besten über Nacht. Einweichwasser wegschütten.

Tipp Mozzarella schmeckt auch als Beilage zu jedem anderen Salat.

Nuss-Crumble

» Würzige Nussstreusel sind super, um einen Salat oder eine Suppe mit gesunden Fetten und Proteinen aufzupeppen. Eine Kombination aus verschiedenen Nüssen und Saaten ergibt ein gutes Nährstoffprofil.

2 Portionen als Beilage
15 Min.

- 200 g Nüsse und Saaten, z. B. eine Mischung aus Walnüssen, geschälten Hanfsamen, Kürbiskernen und Chia
- 3 EL Hefeflocken
- 1 EL Dulse-Algen
- Salz
- Pfeffer
- Chili
- 3 EL Zitronensaft

● Alles bis auf den Zitronensaft in den großen Zerkleinerer geben und fein verarbeiten.

● Zitronensaft dazugeben und nochmals mixen, bis sich kleine Klümpchen bilden. Vielleicht musst du den Zerkleinerer ein- oder zweimal öffnen und die Masse mit dem Löffel wieder von der Gefäßwand zur Mitte schieben.

Wichtig Wenn du Chia verwendest, beschränke die Menge auf einen Esslöffel. Chia sollte in größeren Mengen immer nur gut eingeweicht gegessen werden und für die Streusel wird nur eine geringe Menge an Flüssigkeit verwendet.

Tipp Manch einer findet die Streusel auch pur so lecker, dass er sie einfach mit dem Löffel als Chipsersatz isst. Fülle sie deshalb in ein Schraubglas ab und bevorrate immer eine Portion im Kühlschrank.

Vegane Würstchen

» Diese Würstchen werden ohne Zugabe von frischem Gemüse zubereitet. Deshalb sind sie von der Konsistenz eher fest und trocken.

2 Portionen
15 Min.

200 g Walnüsse • 60 g Hanfsamen • 15 entsteinte Oliven • 20 g Chiasamen • 12 getrocknete Tomaten (nicht eingeweicht) • Salz • Gewürze nach Belieben, z. B. Majoran, Rosmarin, Salbei und Chili

- Walnüsse und Hanfsamen im großen Zerkleinerer fein mahlen.

- Die Chiasamen, die getrockneten Tomaten und die entsteinten Oliven sowie die Gewürze zu den gemahlenen Nüssen geben. So lange weiter vermahlen, bis ein klebriger Teig entsteht.

- Aus dem Teig daumendicke Würstchen formen. Alternativ: Teig auf ein Backpapier geben und mit einem zweiten Backpapierbogen abdecken. Mit den Händen durch das Backpapier hindurch ausstreichen und dabei eine dicke Platte formen. Würstchen abschneiden.

Das passt dazu Gemüsegerichte schmecken hervorragend dazu. Perfekt auch als würziger Snack zwischendurch.

Eis & Quark

» Eis kann zu einer supernährstoffreichen Mahlzeit werden, wenn man mit den besten Lebensmitteln arbeitet. Hier kommen hochwertige Fette und Proteine mit Beeren zusammen. Die Konsistenz lässt sich auch quarkähnlich gestalten.

2 Portionen
15 Min.

2 EL Mandelmus • 2 EL Kokosöl • 70 g Hanfsamen • 1 Avocado • etwa 100 ml Wasser (je nach gewünschter Konsistenz etwas mehr) • 400 g gefrorene Beeren (leicht angetaut) • etwas Stevia oder Honig • optional: Maca, Zimt

- Mandelmus, Kokosöl, Hanf, Avocado und Wasser mit dem großen Mixer fein pürieren, dabei mit dem Stößel durch den Deckel arbeiten. Beeren und Stevia dazugeben und weiter mixen.

- Mit der vorsichtigen Zugabe von mehr Wasser kannst du aus dem quarkähnlichen Dessert ein feines Eis machen.

Das passt dazu Als Topping eignen sich Nüsse, Kakaonibs und Goji-Beeren.

Tipp Wer eine feinere Eisstruktur möchte, nimmt statt Hanfsamen 2 EL Mandelmus mehr.

» Eis & Quark

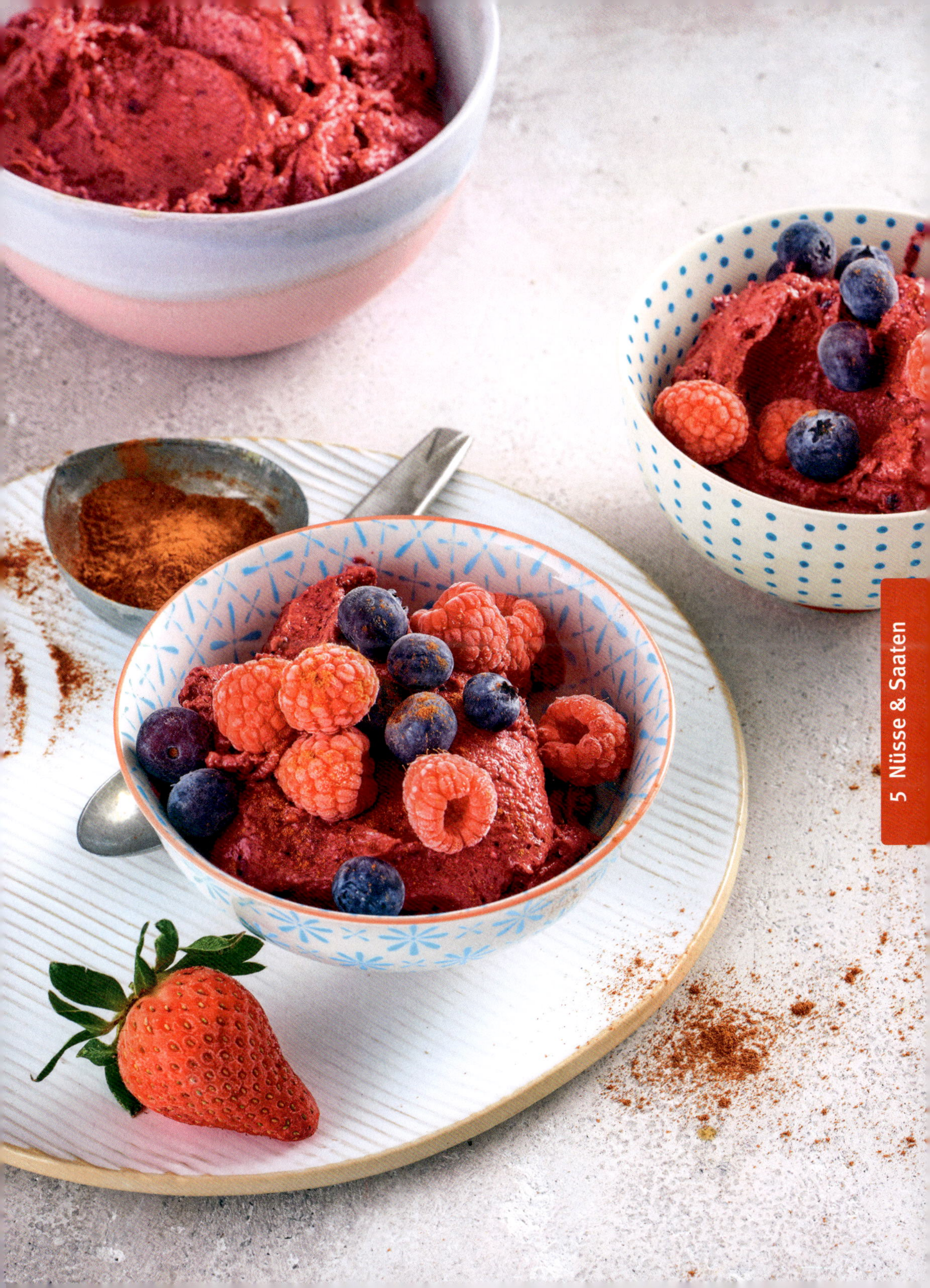

Kinder-Eis mit Himbeer und Banane

» In der Mikronährstoffküche verzichten wir in der Regel auf reine Obstmischungen, weil sie den Blutzuckerspiegel negativ beeinflussen können. Bei diesem Rezept für Kinder machen wir eine Ausnahme. Eis ist vielleicht die Einstiegshilfe für Kinder, die weder Obst noch Gemüse essen wollen.

2 Portionen
⏲ 15 Min.

300 g Beeren (TK), z. B. Erdbeeren oder Himbeeren • 2–3 Bananen • etwas Honig und/oder Stevia

- Alle Zutaten mit dem großen Zerkleinerer oder dem großen Mixer (Stößel verwenden) pürieren.

Variante Um das Eis mit mehr Nährstoffen aufzuwerten, kannst du noch 2 EL Eiweißpulver (Mischung aus Erbsen-, Reis- und Hanfprotein) untermixen. Auch Kakaopulver und Gewürze wie Zimt und Kurkuma passen gut dazu.

Tipp Das Eis am besten vor dem Mittag- und Abendessen anbieten, da es schnell durch den Verdauungskanal will.

Schoko-Pudding spezial

» Dieser Sattmacher kommt ins Spiel, wenn wir als Hauptbestandteil unserer Mahlzeit einen Salat aus Gemüse oder grünen Blättern gegessen haben und uns noch nicht unbedingt »rund und satt« fühlen. In diesem Fall können wir die Sättigung durch eine Art Nachtisch erreichen.

4 Portionen
⏲ 15 Min.

500 ml Wasser (oder etwas mehr) • 2 gehäufte EL Kokosöl • 2 gehäufte EL Chiasamen • 2 gehäufte EL Hanfsamen, geschält • 2 gehäufte EL Mandelmus • 2 gehäufte EL Walnüsse • 2 gehäufte EL Proteinpulver (z. B. Hanf-, Erbsen oder Reisprotein oder eine Kombination daraus) • 2 gehäufte EL Kakaopulver • etwas Honig und/oder Stevia • 1 TL Zimt

- Alle Zutaten im Mixer zu einem Smoothie verarbeiten und genießen.

Variante Die Masse geliert im Kühlschrank zu einem steifen Pudding, der köstlich zu Beeren schmeckt und sich so auch prima als Frühstück eignet. Mit etwas Wasser verdünnt, kann man den »Schokopudding« an einem heißen Sommertag auch auf Eis genießen.

Chia-Pudding

» Es ist eine gute Idee, stets Chia-Pudding im Kühlschrank vorrätig zu haben. So kannst du dann ein Schüsselchen nehmen und, ausgehend von diesem Grundrezept, deine Lieblingsvariation des Tages kreieren.

2 Portionen
⏲ 10 Min. + 10–20 Min. Quellzeit

80 g Chiasamen • 4 EL Mandelmus • 400 ml Wasser • etwas Honig und/oder Stevia

- Alle Zutaten in ein großes Glas oder eine Schüssel geben und mit der Gabel gut verrühren. 10 bis 20 Min. quellen lassen.

- Danach nochmals ordentlich durchrühren und nach Belieben verfeinern.

Variante Zum Verfeinern eignen sich z. B. 4 EL Goji-Beeren, 2 EL Kakaopulver, 2 EL Kakaonibs, 2 EL gehackte Nüsse oder Saaten bzw. frische oder gefrorene Beeren. Mit ½ TL Kurkumapulver färbt sich der Pudding leuchtend gelb.

Tipp Wer keine ganzen Chiasamen mag, kann sie auch im Mixer vermahlen und dann mit den anderen Zutaten verrühren.

Hanfmilch

» Pflanzenmilch kann als Ausgangsbasis vieler Rezepte oder zu ihrer Verfeinerung dienen. Sie lässt sich leicht aus Nüssen und Saaten selbst herstellen. Hanf ist besonders praktisch, weil man ihn ohne Einweichzeit schnell in ein köstliches Getränk mit cremig-feinem Geschmack verwandeln kann.

2 Portionen
⏲ 10 Min.

100 g Hanfsamen • 600 ml Wasser • 1 Prise Salz

- Alles zusammen 30 Sek. im großen Mixer mixen, bis so gut wie keine Körnchen mehr übrig sind. Um eine sehr feine Milch zu bekommen, kann man sie auch durch einen Nussmilchbeutel oder ein Passiertuch pressen. Der Trester ist dann fürs Müsli.

Variante Mit etwas Honig und/oder Stevia und Kakaopulver wird daraus ein leckeres, leichtes Schokoladengetränk. Oder nimm die Hanfmilch statt Wasser für den Smoothie deiner Wahl. Für eine entspannende Latte kannst du mit unseren Adaptogenen wie Maca, Chaga und Rhodiola sowie mit Gewürzen wie Zimt, Ingwer und Kurkuma experimentieren.

6 GOOD MOOD FOOD

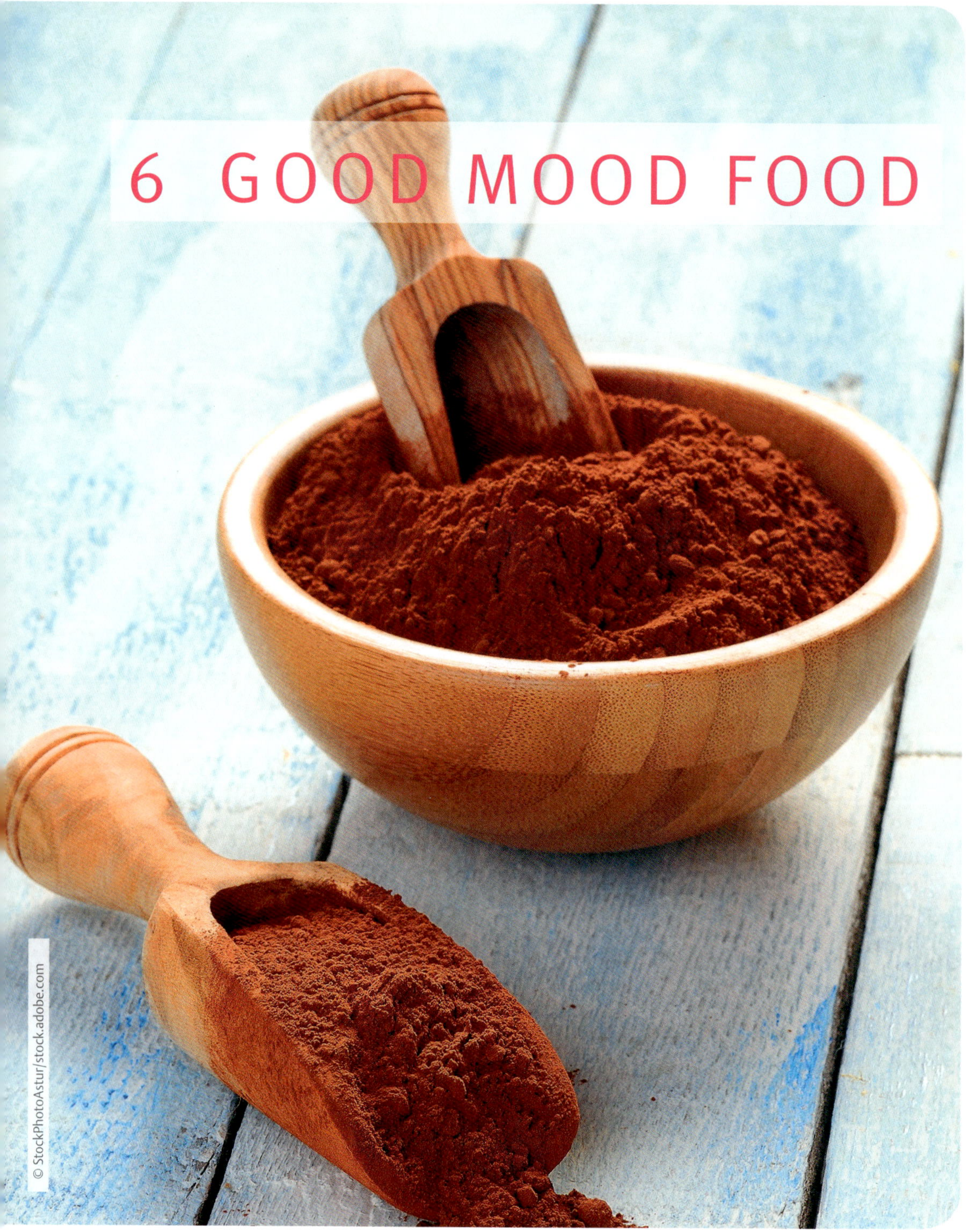

Snacken auf höchstem Niveau

Dieses Kapitel über »Essen für gute Laune« (Good Mood Food) ist für viele Menschen DER Einstieg in die supergesunde Ernährung. Es macht einfach happy, wenn man eine Handvoll süße Teilchen isst und weiß, dass man sich damit bestens ernährt.

Wenn wir normale Süßwaren essen, geht es uns kurze Zeit später aufgrund der Blutzuckerschwankungen nicht gut: Müdigkeit, Aggression, Unruhe, Nebel im Kopf und Herzklopfen können die Folge sein. Im Unterschied dazu werden dich unsere Snacks mit rohem Kakao, Kokosöl, Zimt und Kurkuma lange Zeit fokussiert halten und deine Gesundheit stärken.

Alle, die ganz »Low Carb« (mit wenigen Kohlenhydraten) unterwegs sein wollen, nehmen anstelle von Honig nur Stevia. Ein geschmacklich sehr gutes Ergebnis lässt sich auch mit einer Kombination von Honig und Stevia erreichen.

Wir haben im Übrigen auch eine Schokolade für alle, die keinen Kakao mögen. Es ist eine helle Schokolade mit viel Maca. Alle Zubereitungen lassen sich auch gut auf Vorrat produzieren und sind lange haltbar. Wenn die Speisen Kokosöl enthalten, ist es wichtig, sie im Kühlschrank aufzubewahren, denn Kokosöl schmilzt bei Zimmertemperatur.

Good Mood Foods aus dem Vorratsschrank:

Honig besitzt starke antibiotische Wirkstoffe, die unter dem Begriff »Inhibine« zusammengefasst werden. Sie hemmen ebenso wie das in Honig enthaltene Enzym Glukose-Oxydase das Wachstum von Keimen.

Grundsätzlich verwenden wir ja nur geringe Mengen an natursüßen Lebensmitteln. Honig haben wir in unsere Vorratskammer aufgenommen, da die Vorteile für unser Immunsystem groß sind.

Kakaonibs sind zersplitterte Kakaobohnen. Kakao, die »Frucht der Götter«, gehört zu den gesündesten und antioxidanzienreichsten Nahrungsmitteln überhaupt, vorausgesetzt, man nimmt ihn in unerhitzter Form zu sich. Dann ist Kakao eine der besten Quellen für Magnesium, Schwefel und 80 weitere Nährstoffe. Der hohe Magnesiumgehalt macht Kakao zum besten Freund unseres Herz-Kreislauf-Systems. Schwefel stärkt die körpereigene Abwehrkraft. Die Bohnen sind angefüllt mit Substanzen, welche die Produktion unserer Gute-Laune-Hormone ankurbeln und uns einen Extraschub an Energie verleihen.

Kakaopulver entsteht, wenn aus der Kakaobohne der Fettanteil herausgepresst und der Presskuchen anschließend zu feinem Pulver vermahlen wird. Das Pulver verwandelt unsere Speisen in wahre Köstlichkeiten und gibt uns einen Theobromin-Kick. Theobromin besitzt eine gefäßerweiternde sowie herzstimulierende Wirkung und entspannt die Muskulatur. Die Wirkung von Theobromin ähnelt der des Koffeins, ist aber deutlich schwächer. Theobromin wirkt mild und dauerhaft anregend, aber auch stimmungsaufhellend. Durch das Mahlen werden die Inhaltsstoffe einfacher aufnehmbar und die antioxidative Power wird noch größer.

Kokosöl wird durch Pressung des Fruchtfleisches der Kokosnuss gewonnen. Die Kokosnuss zählt zu den wertvollsten Nahrungsmitteln überhaupt. Sie versorgt uns mit besten Fetten. Die im Öl besonders reichlich enthaltene Laurinsäure wirkt gegen Viren und Bakterien und verbessert die entzündungshemmende Reaktion des Immunsystems. Anders als andere Öle und Fette kann Kokosöl mehrmals hintereinander erhitzt werden, ohne dass sich gefährliche freie Radikale und Transfette bilden. Das Kokosöl sollte nicht raffiniert und gehärtet sein.

Zimt wird aus der inneren Rinde von Zweigen des Zimtbaumes gewonnen. Das Gewürz verfeinert nicht nur unsere Süßspeisen, sondern hilft auf pflanzlichem Wege, den Blutzuckerspiegel zu kontrollieren. Zimt enthält Substanzen, welche die Aufnahme von Glukose in die Zellen verbessern, wodurch sich der Blutzuckerspiegel senkt. Zimt verbessert auch die Cholesterinwerte und wirkt so Ablagerungen in Blutgefäßen entgegen, die zu Alzheimer und Schlaganfall führen können. Er wirkt entzündungs- und schmerzsenkend.

Salz steht seit alters her für Glück, Reichtum und gute Gesundheit. Als natürlichen Stimmungsheber findest du eine Prise Salz auch in unseren süßen Snack-Rezepten. Salz ist elementar wichtig für uns. Es regelt z. B. unseren Wasserhaushalt, ist wichtig für die Funktion von Nerven und Muskeln sowie für die Verdauung. Jedoch brauchen wir naturbelassenes Salz. Haushaltsübliches Kochsalz, also reines Natriumchlorid, ist durch industrielle Prozesse von allen anderen über 80 Mineralstoffen und Spurenelementen, die das ursprüngliche Salz ausmachten, »isoliert«. In Zusammenhang mit Eiweißen bildet Kochsalz aggressive Nitrosamine. Vorzuziehen sind deshalb Meersalz, Steinsalz und Kristallsalz. Diese Salze helfen uns, unseren Blutdruck zu normalisieren.

Stevia, auch Honigkraut genannt, ist ein in Südamerika beheimatetes Pflänzchen, dessen Blätter keine Kalorien enthalten, aber Stoffe, die sehr süß schmecken. Stevia verursacht keine Karies und hat keine Auswirkungen auf unseren Blutzuckerspiegel. Stevia ist perfekt für einen gesunden Lifestyle ohne Industriezucker. Im Handel sind getrocknete Blätter und Flüssigextrakt erhältlich. Wenn man Getränke und Speisen zubereiten möchte, die nicht gemixt werden, sind die Tropfen geeigneter.

Spirulina-Kakao-Bällchen

» Für diese Kugeln verwenden wir ausschließlich Superfoods. So erhalten wir einen Snack, der Gelüste nach Schokolade und den Wunsch nach vielen Mikronährstoffen aufs Beste befriedigt. Bei diesem Rezept steckt das Protein nicht nur in den Hanfsamen, sondern auch im Spirulinapulver.

10 Kugeln
20 Min. + 30 Min. Kühlzeit

- 20 g Spirulinapulver
- 80 g Hanfsamen
- 40 g Kakaopulver
- 30 g Kokosöl
- 3 EL Honig (oder Kombination aus Honig und ein paar Tropfen Stevia)
- 1 Prise Salz

Zum Bestreuen und Dekorieren
- 2 EL Kakaopulver
- einige Walnussstückchen

- Kokosöl im Wasserbad schmelzen.
- Alle Zutaten in einer Schüssel mit den Händen zu einem Teig verkneten, bis eine homogene Masse entsteht.
- Eine etwa 15 cm lange Rolle formen, im Kühlschrank ½ Stunde lang erkalten lassen.
- Die Rolle in 1 cm dicke Scheiben schneiden und Kugeln formen.
- Kugeln in Hanfsamen oder Kakaopulver wälzen oder mit Walnüssen dekorieren.

Variante Kokosöl schmilzt bei Zimmertemperatur. Deshalb ist es wichtig, die Kugeln im Kühlschrank aufzubewahren. Wer ohne Kühlung auskommen will, nimmt anstelle von Kokosöl Kakaobutter, die erst bei höheren Temperaturen schmilzt. Die gibt es im Bioladen in der Kühltheke.

Tipp Mit einer Plastiktüte (z. B. einem 2-l-Gefrierbeutel) gelingt das Vermengen der Zutaten für den Teig ohne Fettfinger und Gekrümel. Einfach alle Zutaten in die Tüte geben und durch die Tüte hindurch den Teig kneten. Alternativ kannst du auch den kleinen Zerkleinerer verwenden.

Beeren mit sahniger Creme

» Wenn dir nach Beeren mit Sahne zumute ist, dürfte dieses Rezept eine leckere Option sein. Die Beerencreme eignet sich als Nachtisch oder als kleine Mahlzeit.

2 Portionen
15 Min. + 1 Std. Auftauzeit

130 g Beeren (z. B. Himbeeren und Heidelbeeren, frisch oder TK) • ½ Zitrone • ½ Orange • 100 g Walnüsse • 2 EL Mandelmus • 2 EL Kokosöl • 1 gehäufter TL Flohsamenschalen • 200 ml Wasser

- Falls gefrorene Beeren verwendet werden, diese mindestens 1 Stunde vor der Zubereitung auftauen lassen.
- Zitrone und Orange schälen. Walnüsse etwas klein hacken.
- Alle Zutaten bis auf die Beeren und Nüsse im kleinen oder großen Mixer zu einer feinen Creme verarbeiten.
- Creme in 2 kleine Schalen abfüllen und mit Beeren und Nüssen garnieren.

Tipp Für eine festere Konsistenz die Creme für ein paar Stunden in den Kühlschrank stellen.

Rezeptbild auf dem Cover

Beeren-Energiekugeln

» Energiekugeln zu kreieren, die nur sehr wenig süße Trockenfrüchte enthalten, ist gar nicht so einfach. Mit diesem Rezept haben wir es geschafft. Die Low-Carb-Kugeln sind eine echte Alternative zu Kuchen und Co.

14 Kugeln
20 Min.

100 g Walnüsse • 10 Himbeeren (TK) • 2 EL Goji-Beeren • 4 EL Kokoschips • 1 EL Mandelmus • ¼ TL Chili • ½ TL Zimt • ¼ TL Pfeffer • Salz • Stevia

Zum Bestreuen:
4 EL gehackte Walmüsse, Kakaopulver oder Kokosflocken

- Die Himbeeren vor der Verarbeitung nicht auftauen.
- Alle Zutaten für die Masse im kleinen Zerkleinerer zu einer feinen Masse verarbeiten. Aus der Masse ca. 14 Kugeln formen.
- Kugeln in Nussstückchen, Kakaopulver oder Kokosflocken wälzen und genießen. Im Kühlschrank aufbewahren.

Tipp Kokosflocken kannst du mit dem Mixer ganz einfach aus Kokoschips herstellen.

Beeren-Energiekugeln

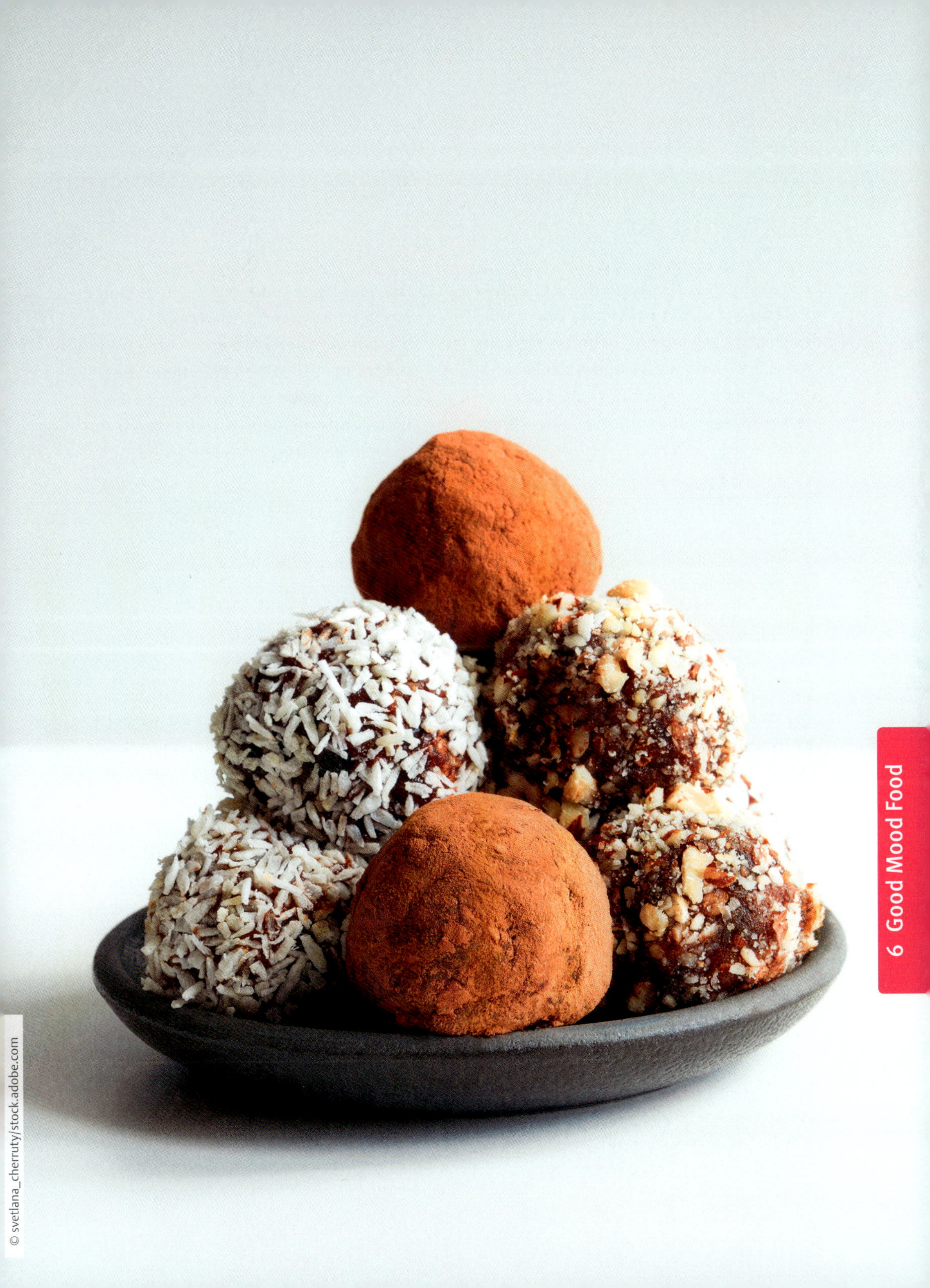

Avocado-Schokoladen-Mousse

» Diese Mousse ist vollmundig und schokoladig wie das französische Original, jedoch ohne schwer und kalorienreich zu sein. Die Grundmasse bildet das Fruchtfleisch der Avocado, das beste Fette liefert und gegen Entzündungen im Körper wirkt.

2 Portionen
⏲ 10 Min.

2 reife Avocados • 3–4 EL Kakaopulver • etwas Honig und/oder ein paar Tropfen Stevia oder eine Kombination aus beidem • 3–4 EL Wasser oder frisch gepresster Orangensaft • ½ TL Zimt • 1 Prise Salz

- Das Fruchtfleisch der Avocados in den großen Zerkleinerer geben.
- Alle anderen Zutaten dazugeben und zu einer feinen Konsistenz verarbeiten.

Tipp Als fruchtige Ergänzung eignen sich Himbeeren ganz besonders gut.

Studentenfutter

» Der schnellste unter den hoch mikronährstoffreichen Snacks überhaupt ist dieses Studentenfutter aus Superfoods. Wenn du unterwegs bist, ist es dein treuer Begleiter, der dich vor dem Gang zur Bäckerei bewahrt. Finde deinen Lieblingsmix aus deinem Vorratsschrank!

300 g
⏲ 5 Min.

100 g Kakaonibs • 100 g Goji-Beeren • 100 g Kokoschips oder Hanfsamen

- Die Superfoods mischen und genießen.

Tipp Sehr praktisch für unterwegs ist es, das Studentenfutter in einen Shakebecher mit breitem Ausguss abzufüllen. Dann kannst du dir die Superfoods einfach in den Mund rieseln lassen – einfacher geht es nicht. Hinweis: Wahrscheinlich sind die Kokoschips zu groß für den Ausguss. Besser ist dann die Mischung mit den Hanfsamen.

Zimtkekse

» So machst du schnelle Kekse mit minimalen Aufwand, sogar die Hände bleiben sauber. Halte immer einen Vorrat davon im Kühlschrank, dann hast du immer etwas Gesundes zum Naschen parat.

ca. 20 Kekse
15 Min. + 15 Min. Kühlzeit

- 40 g Kokosöl
- 50 g Kokoschips (oder Kokosflocken)
- 100 g Walnüsse oder Mandeln
- 30 g Honig und/oder Stevia
- 1 TL Zimtpulver
- 1 Prise Salz

Zum Bestreuen:

- 3 EL Kokosflocken (lassen sich durch leichtes Vermixen aus Kokoschips herstellen)

außerdem:

- 2 große Bögen Backpapier

● Kokosöl langsam im Wasserbad erwärmen, bis es flüssig ist.

● Kokoschips und Walnüsse oder Mandeln so fein wie möglich mit dem großen oder kleinen Zerkleinerer mahlen.

● Das flüssige Kokosöl mit allen Zutaten gut vermahlen und zügig weiterverarbeiten.

● Den Teig auf ein großes Stück Backpapier (Backblechgröße) geben, dann ein zweites Backpapier auf den Teig legen und den Teig mit den Händen oder dem Nudelholz bis zu einer Stärke von 3 bis 5 mm ausstreichen.

● Die Platte auf ein Brett ziehen und zum Aushärten für 5 Min. in den Kühlschrank stellen. Anschließend das obere Backpapier vorsichtig abziehen, sodass kein Teig am Papier hängen bleibt.

● Die Oberfläche des Teigs mit Kokosflocken bestreuen und mit den Händen festdrücken. Mit einem Messer ein Linienraster in die Platte ziehen, so dass rechteckige Kekse entstehen. Nochmals 15 Min. kalt stellen.

● Die Platte in Kekse brechen, diese in eine Schale geben. Im Kühlschrank aufbewahren.

Schokolade

» Das Rezept ist der beste Beweis dafür, dass Schokolade eine sehr gesunde Mahlzeit sein kann. Von dieser Schokolade brauchst du nur wenig, um dich satt und glücklich zu fühlen.

1 große Tafel à ca. 160 g
10 Min + 20 Min. Kühlzeit

- 90 g Kokosöl
- 25 g Kakaopulver
- 1–2 EL Honig und/oder etwas Stevia
- je 1 Prise Salz und Pfeffer

optional:

- Hanfsamen, Goji-Beeren, Kokoschips und Walnüsse (insgesamt etwa 50 g)

● Einen flachen Teller mit Backpapier bedecken oder eine mittelgroße Lasagneform damit auskleiden.

● Kokosöl im warmen Wasserbad zum Schmelzen bringen. Kakaopulver, Süßungsmittel und Salz dazugeben und mit einer Gabel oder einem Schneebesen gut verrühren. Noch einfacher ist es, zum Verrühren den kleinen Zerkleinerer zu verwenden.

● Die flüssige Schokoladensoße auf das Backpapier gießen.

● Für mehr Geschmack und unterschiedliche Kauerlebnisse Hanfsamen, Goji-Beeren (oder andere getrocknete Beeren), Kokoschips und Walnüsse darüberstreuen.

● Die Schokomasse für 20 Min. in den Kühlschrank stellen, damit sie hart wird. Die Schokolade stets im Kühlschrank aufbewahren.

Variante Du kannst auch gefrorene Beeren verwenden. Lege sie gefroren auf das Backpapier, gib noch ein paar Nüsse dazu und lasse die Soße darüberfließen. Das ist der schnellste Weg zur fertigen Schokolade. Ganz großes Kino!

Tipp Wenn du Schokoladenfinger vermeiden willst, iss die Schokolade mit dem Löffel oder bereite sie in Muffinförmchen zu. Nicht zu hoch auffüllen, ½ cm genügt. Du magst kein Kakaopulver? Dann nimm stattdessen 1 EL Maca, 1 TL Zimt und etwas Chili. Schmeckt genial und verleiht der Schokolade ein schöne Karamellfarbe.

Mandelmus-Zimt-Milch

» Wenn es schnell gehen muss und du etwas brauchst, das dich gemütlich stimmt und entspannt, dann mix dir diese Power-Milch. Perfekt auch auf dem Weg zum Sport und danach.

2 Portionen
⏲ 5 Min.

2 EL Chiasamen • 1 TL Zimt • 1 EL Kokosöl • 4 EL Mandelmus • etwas Honig und/oder Stevia • 600 ml Wasser (kalt oder warm)

- Alle Zutaten im Mixer verarbeiten und die Mandelmus-Zimt-Milch genießen.

Besser als Kaffee

» Dieser luxuriöse Smoothie liefert mit dem Theobromin aus dem Kakao einen sanften Energieschub. Das Protein hält die Energie lange auf einem hohen Niveau. Die Beeren bringen die Antioxidanzien und den Geschmack dazu.

2 Portionen
⏲ 10 Min.

100 g Beeren (Himbeeren, Brombeeren, Heidelbeeren, frisch oder TK) • 1 EL Goji-Beeren • 1–2 gehäufte EL Kakaopulver • 1 gehäufter EL Proteinpulver (Erbsen-, Reis- oder Hanfprotein) • 2 EL Mandelmus • 300 ml Wasser • etwas Honig und/oder Stevia • 1 Prise Salz

- Alle Zutaten im großen Mixer zu einem cremigen Smoothie verarbeiten.

7 PROTEIN EXTRA

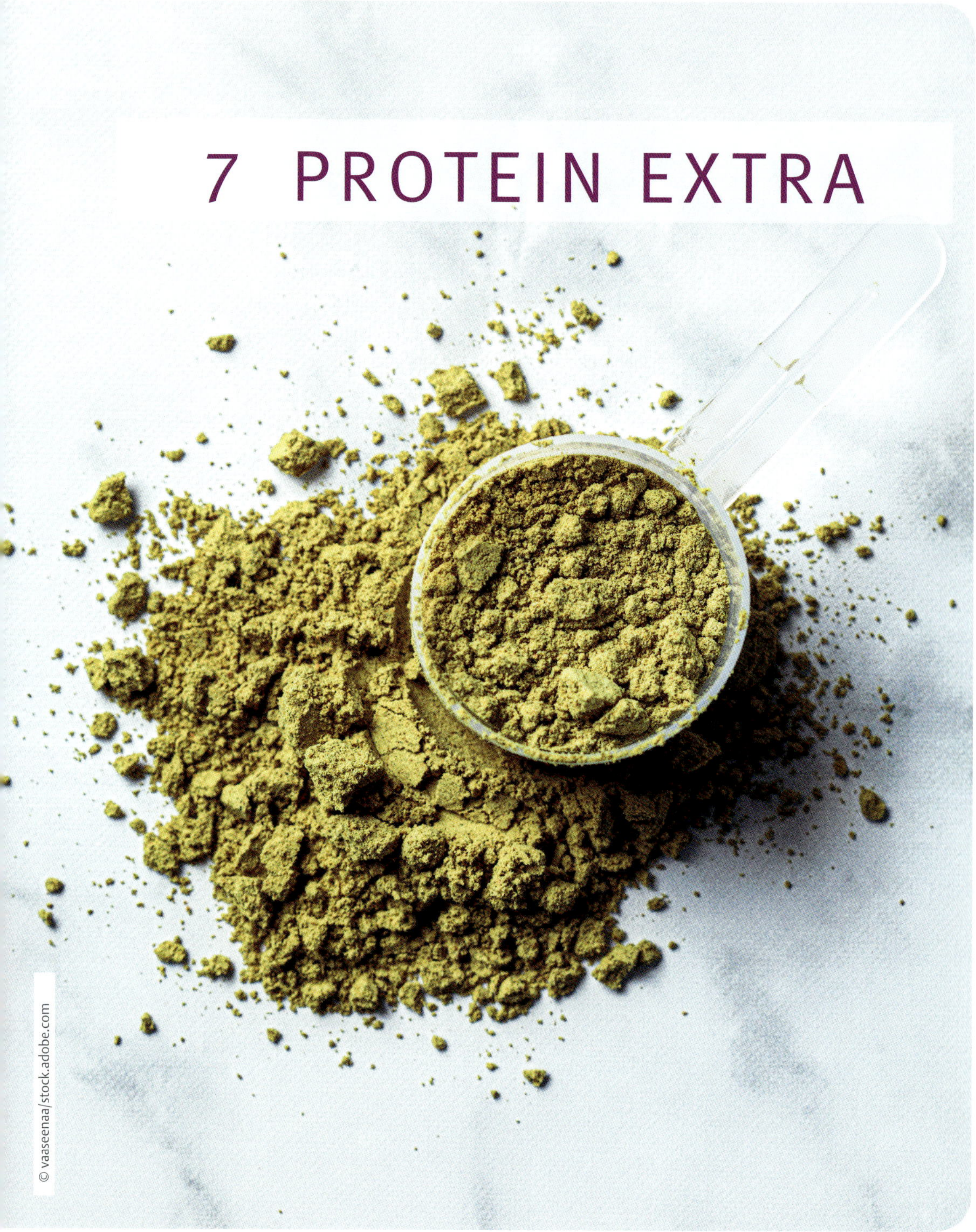

Fürs Immunsystem und für die Muskeln

Proteinpulver ist so eine Sache. Braucht man's, braucht man's nicht? Schmecken tut's schon mal gar nicht. Jedenfalls nicht pur.

Nun, mir kommt da immer das Gespräch mit einer richtig guten Bodybuilderin in deren Sportstudio in den Sinn. Sie sagte mir: »Wenn ich nicht genug Eiweiß esse, dann frisst es mir die Muskeln weg, da kann ich zuschauen.« Um mir ihr favorisiertes Eiweiß zu zeigen, griff sie unter die Theke an der Bar und holte eine große Tüte hervor. Es war das Eiweißpulver einer großen amerikanischen Marke. Das dürfe sie mir aber nicht verkaufen, weil da Stevia drin sei. Das Heilkraut und Süßungsmittel Stevia war damals bei uns noch nicht erlaubt.

Der »Wirkstoff« war eine Mischung aus Reis-, Erbsen- und Hanfproteinpulvern, die unter Experten als Proteinpulver der neuen Generation gelten und das Soja- und Molkeprotein ablösten.

Optimal: eine Mischung aus Reis-, Hanf- und Erbsenprotein

Lass dich durch diese kleine Geschichte einfach anregen, mit unseren Proteinpulvern zu experimentieren und eigene Erfahrungen zu sammeln. Man muss dafür kein Bodybuilder sein. Proteine sind nicht nur wichtig für unsere Muskeln, sondern auch für unser Immunsystem und unsere Gehirnleistung. Generell kann man sagen: Zu wenig Protein führt zu Muskelabbau, Infektanfälligkeit, körperlichem und geistigem Leistungsabfall. Zu viel Protein kann zu Verstopfung führen und das Krankheitsbild bei Nierenerkrankungen verschlechtern.

Proteinpulver ist eine gute Möglichkeit, zusätzliches Eiweiß ohne viele Kohlenhydrate aufzunehmen. Um ausreichend Proteine in unsere Ernährung zu bekommen, nutzen wir eine Mischung aus Reis-, Hanf- und Erbsenprotein. Damit können wir bei roh-veganer Ernährung unsere tägliche Ration an Nüssen und Kernen sinnvoll ergänzen. Zur Orientierung: Die Deutsche Gesellschaft für Ernährung (DGE) empfiehlt Senioren so viel Eiweiß wie jüngeren Erwachsenen, nämlich täglich 0,8 Gramm je Kilogramm Körpergewicht.

Der Proteingehalt unserer drei Pulver liegt bei 50 oder 80 Prozent. Wir empfehlen, die genannten drei Pulver einzeln zu kaufen und zu mischen, um ein breites Aminosäureprofil zu erhalten, damit alle proteinabhängigen Prozesse im Körper optimal unterstützt werden.

Wenn du helle Speisen mit Proteinpulver anreichern möchtest, nimmst du am besten weniger von dem grünlichen Hanfprotein, da es doch stark färbt, und das Auge isst ja bekanntlich mit.

Gekaufte Mischungen sind in der Regel viel teurer und enthalten oft noch Süßungsmittel, die nicht unseren Standards entsprechen. Wenn wir selbst mischen, haben wir die Qualität selbst in der Hand.

Bei einer Mischung aus allen drei Proteinpulvern zu gleichen Teilen hat ein gestrichener Esslöffel Proteinpulver (10 g) einen Eiweißgehalt von 7 Gramm. Geschmacklich ist das Pulver eine kleine Herausforderung, denn es kommt ziemlich mehlig daher. Bei der Zubereitung ist die Kunst, das Pulver so in Rezepturen zu »verstecken«, dass man es möglichst wenig herausschmeckt.

Um das Muskelwachstum zu unterstützen, empfiehlt es sich, eine gute Grundversorgung mit Eiweiß zu gewährleisten und sofort nach dem Sport einen Kurkuma- oder Schoko-Protein-Drink (Seite 141) zu sich zu nehmen. So hat man den größten Effekt auf die Muskelmasse.

Proteinpulver aus dem Vorratsschrank

Erbsenproteinpulver wird durch verschiedene Filterverfahren aus Erbsen gewonnen. Sein Proteingehalt liegt meist bei 80 Prozent. Es enthält selbst zwar nicht alle essenziellen Aminosäuren, aber es ergänzt sehr gut das Aminosäurenprofil von Reis- und Hanfprotein. Ein angenehmer Nebeneffekt von Erbsenprotein ist, dass es Smoothies und Soßen gut bindet und cremig macht. Erbsenprotein ist frei von Purinen, die den Harnsäurespiegel erhöhen können.

Hanfproteinpulver besteht meist zu 50 Prozent aus Protein. Einen Großteil bildet das Globulin Edestin, das bestes Baumaterial darstellt, wenn es darum geht, Antiköper aufzubauen und Eindringlinge auszuschalten. Um Hanfproteinpulver zu gewinnen, muss der Hanfsamen nicht erhitzt werden, d. h., die Vitalstoffe bleiben weitestgehend erhalten, einschließlich der hitzeempfindlichen Enzyme. Außerdem ist Hanfproteinpulver reich an Ballaststoffen. Es ist frei von Purin und Cholesterin und deshalb auch für Menschen mit Gelenkproblemen geeignet.

Reisproteinpulver hat – wenn es hochwertig ist – einen ähnlich hohen Gehalt an Eiweiß wie Erbsenproteinpulver, nämlich 80 Prozent. Es wird aus den Randschichten und dem Keimling des Reiskorns durch Trennverfahren gewonnen. Bestenfalls wird hierfür gekeimter brauner Vollkornreis verwendet, der ein Vielfaches der Vitalstoffe von ungekeimtem Reis enthält. Dies macht das Proteinpulver auch leichter verdaulich. Wertvoll ist Reisprotein durch sein komplettes Eiweißprofil, d. h., es enthält alle essenziellen Aminosäuren und ist deshalb für Vegetarier und Veganer interessant.

Gurken-Protein-Smoothie

» Ein erstaunlich saftiger Protein-Kick!

2 Portionen
15 Min.

1 Gurke • 10 Stängel Dill oder ein paar Blätter Rucola oder Minze • 2 EL Zitronensaft • 200 ml Wasser • 2 EL Mandelmus • Salz • Pfeffer • 4 EL Proteinpulver (am besten eine Mischung aus Erbsen-, Reis- und Hanfprotein zu gleichen Teilen)

- Alle Zutaten bis auf das Proteinpulver im Mixer zu einer feinen Konsistenz verarbeiten.

- Das Proteinpulver dazugeben und nochmals mixen.

Tipp Mit ein paar mitgemixten Eiswürfeln wird daraus im Sommer eine erfrischende kalte Trink-Mahlzeit.

Tomaten-Paprika-Protein-Smoothie

» Fruchtig-würzig, nahrhaft und solide – so kommt dieser Protein-Smoothie daher. Ein Klassiker unter den Low-Carb-Protein-Smoothies.

2 Portionen
15 Min.

½ Zitrone • 2 Tomaten • 1 rote Paprika • 2 Frühlingszwiebeln • 2 EL Walnüsse oder etwas Mandelmus • 2 EL Olivenöl • Basilikum • Pfeffer • Chilipulver • 200 ml Wasser (nach Wunsch mehr) • 4 EL Proteinpulver (am besten eine Mischung aus Erbsen-, Reis- und Hanfprotein zu gleichen Teilen)

- Zitrone schälen.

- Alle Zutaten bis auf das Proteinpulver im Mixer zu einer feinen Konsistenz verarbeiten.

- Das Proteinpulver dazugeben und alles nochmals mixen.

Pilzsoße auf Gemüsenudeln

» Dieses Gericht befriedigt das Bedürfnis nach dem Umami-Geschmack. Die Soße ist herzhaft und pikant. Sie bietet eine gute Gelegenheit, nicht nur Proteinpulver, sondern optional auch unseren Heilpilz Chaga unterzubringen.

2 Portionen
15 Min.

- 200–300 g Pilze (Champignons oder Shiitake)
- 4 EL Mandelmus
- 2 EL Proteinpulver (z. B. aus Erbsen-, Reis- und Hanfprotein)
- 4 Frühlingszwiebeln
- 4 EL Olivenöl
- optional: 1–2 TL Chaga-Pulver
- 2 EL Miso
- 2 TL Dulse-Algen
- 200–300 ml Wasser
- Salz
- Pfeffer
- 1 Karotte
- 1 Zucchini

● Pilze säubern und in Scheiben schneiden.

● Alle Zutaten bis auf die Pilze, die Karotte und die Zucchini mit dem kleinen Zerkleinerer oder Mixer zu einer würzigen Soße verarbeiten.

● Die Pilze einrühren.

● Karotte und Zucchini mit dem Spiralschneider in Spaghetti-Form bringen und auf 2 Teller verteilen.

● Soße über die Nudeln geben.

Variante Statt der frischen Pilze kannst du auch getrocknete verwenden (20 g für 2 Portionen). Einweichzeit ca. 20 Min. Einweichwasser wegen des Geschmacks mit verwenden. Das Rezeptbild zeigt die Pilzsoße ohne Chaga. Wenn du Chaga verwendest, färbt sich die Soße durch das starke Antioxidans Melatonin dunkel und bekommt einen kräftigeren Geschmack. Unbedingt probieren!

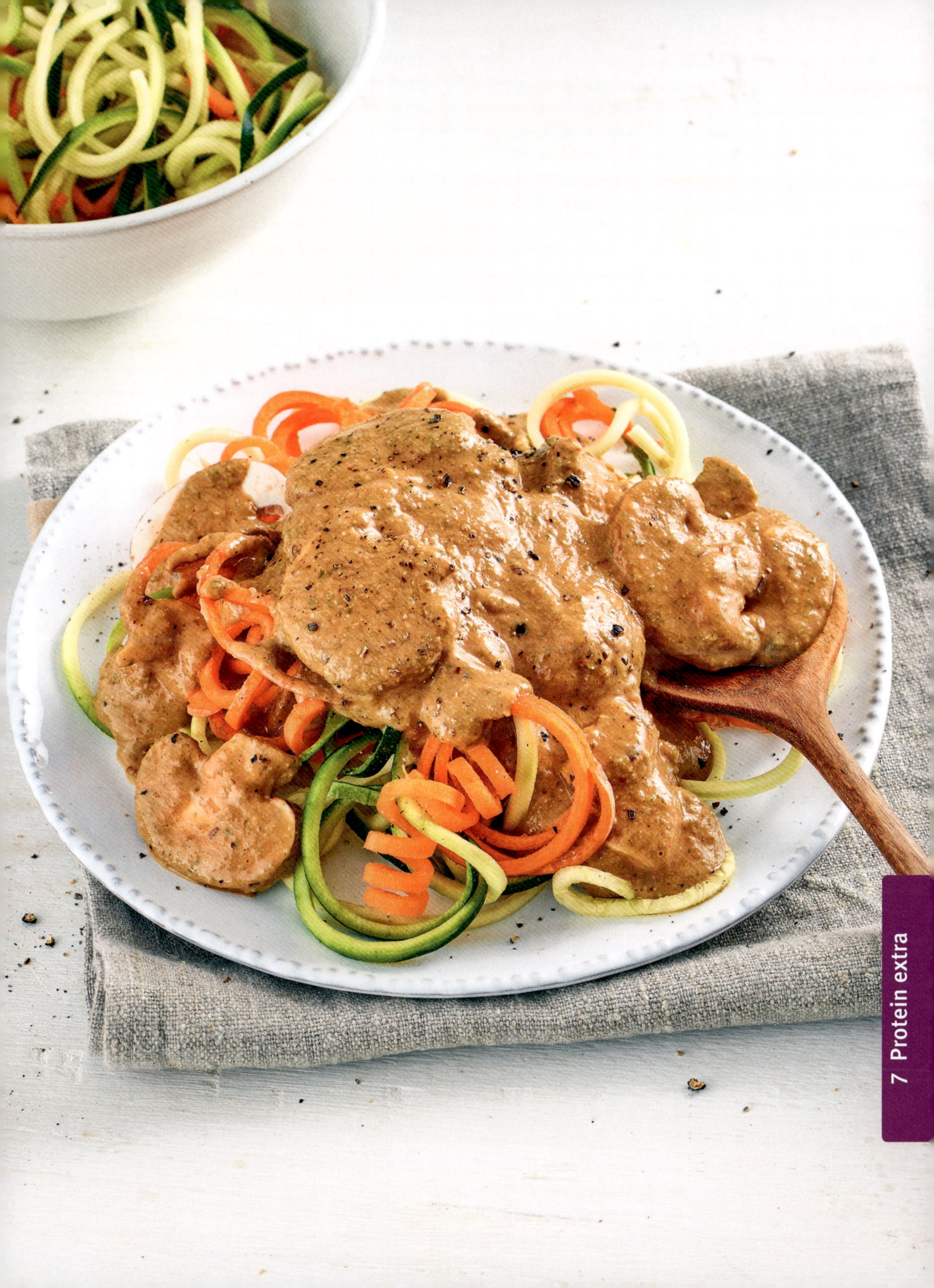

Fruchtig-feurige »Käse«-Soße

» Diese knallgelbe Soße ist so lecker, dass man sie auch als Smoothie trinken mag. Sie passt zu Gemüse in jeder Form, zum Beispiel zu geraspeltem Wurzelgemüse. Hier reichen wir sie zu Zucchini-Spaghetti.

2 Portionen
15 Min.

- 1 Orange
- ½ Zitrone
- 80 ml Wasser
- 4 gehäufte EL Mandelmus
- 4 EL Proteinpulver (2 EL Reisprotein, 1 EL Erbsenprotein, 1 EL Hanfprotein)
- 1–2 Peperoni, je nach Schärfe
- 1 TL Kurkuma
- 1 daumengroßes Stück frischer Ingwer, geschält
- 4 EL Hefeflocken
- Salz
- Pfeffer
- 4 EL Olivenöl
- 1 Zucchini

● Orange und Zitrone schälen und in einen Mixer oder Zerkleinerer geben.

● Wasser und alle weiteren Zutaten – bis auf die Zucchini – hinzugeben und zu einer feinen Soße verarbeiten. Bei Bedarf nach und nach mehr Wasser zugeben. Die Soße dickt noch etwas nach.

● Zucchini mit dem Spiralschneider zu Spaghetti schneiden.

● Soße über die Spaghetti geben.

Kurkuma-Protein-Drink

» Dieser Protein-Drink versorgt dich mit den besten pflanzlichen Proteinen. Mit Kurkuma und Goji-Beeren kommen zwei mikronährstoffreiche und entzündungshemmende Superfoods hinzu. Die Goji-Beeren sorgen auch dafür, dass der Drink ausgesprochen lecker schmeckt.

2 Portionen
⏲ 5 Min.

2–3 EL Proteinpulver (Mischung aus Erbsen-, Reis- und Hanfprotein zu gleichen Teilen) • 1 EL Mandelmus • 1 ½ TL Kurkumapulver • 2 EL Goji-Beeren • 400 ml Wasser • Pfeffer • Stevia

● Alle Zutaten im Mixer verarbeiten und in 2 Gläser füllen.

Schoko-Protein-Drink

» Wer Kakao mag, hat bei einfachen Low-Carb-Protein-Drinks einen echten Geschmacksvorteil.

2 Portionen
⏲ 5 Min.

4 EL Proteinpulver (Mischung aus Erbsen-, Reis- und Hanfprotein zu gleichen Teilen) • 2 TL Mandelmus • 400 ml Wasser • 2 EL Kakaopulver • 1 TL Zimt • Stevia

● Alle Zutaten im kleinen Mixer verarbeiten und in 2 Gläser füllen.

Variante Mit 1 EL Kokosöl zusätzlich oder mit Kokosmilch (Seite 83) anstatt Wasser wird der Drink cremiger.

Tipp Anstelle eines Mixers kannst du auch einen handlichen Milchaufschäumer verwenden.

8 ADAPTOGENE

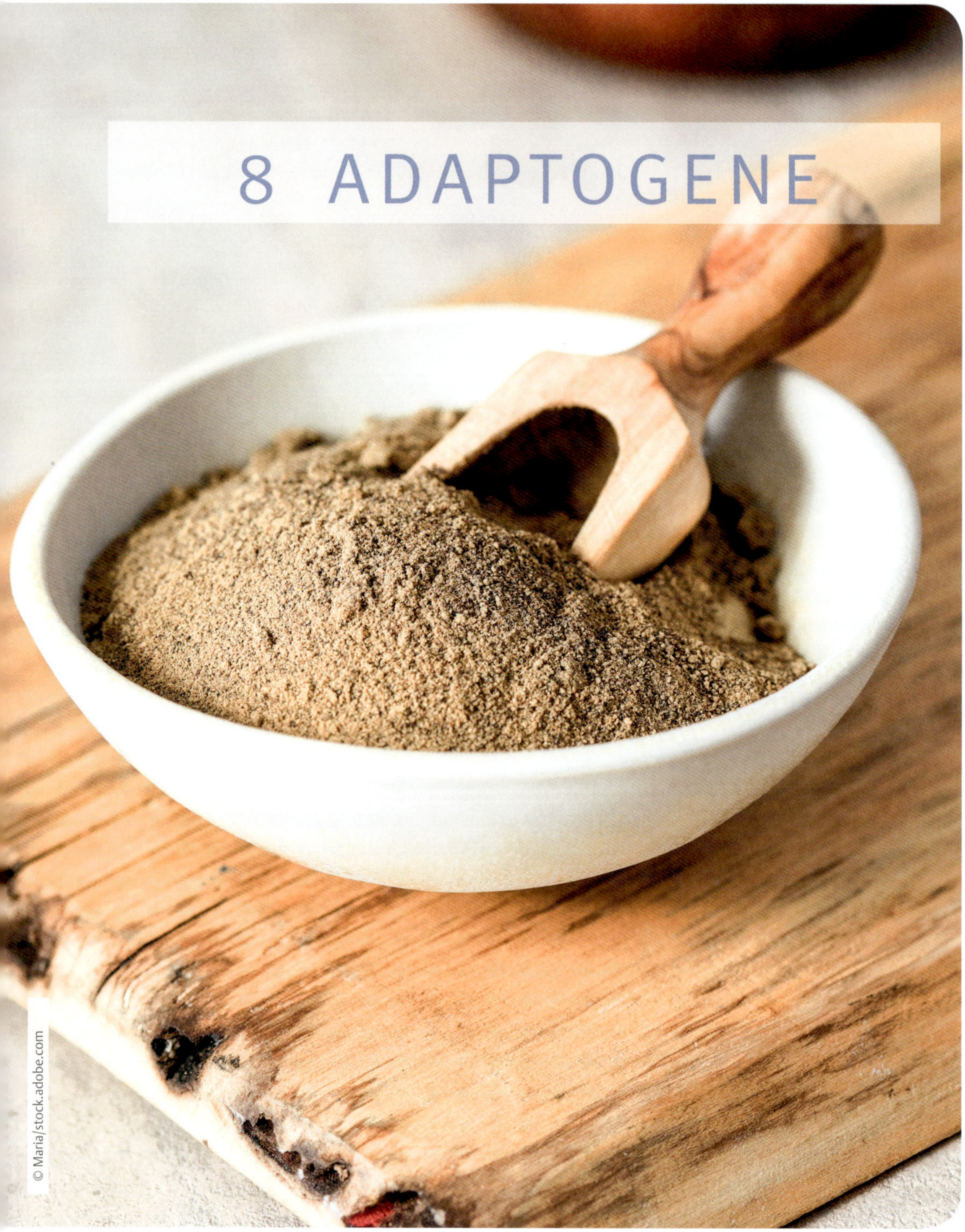

Stress lass nach

So viel ist sicher: Dauerhafter Stress führt zu stillen Entzündungen, die unsere Gefäße und Zellsysteme schädigen und über kurz oder lang zu Zivilisationskrankheiten wie Diabetes und Alzheimer führen können.

Die Rezepte aus diesem Kapitel helfen dir, in die Mitte zu kommen und dort zu bleiben. Wir zaubern hier Elixiere aus Adaptogenen. Diese Heilpflanzen steigern unser Wohlgefühl und unsere Widerstandskraft gegen Stress. Sie helfen dir, neue gesunde Kaffee- und Teegewohnheiten zu entwickeln.

Für die Kaffee-Junkies unter uns könnte die Entdeckung von Chaga ein Durchbruch werden. Der geschmackvolle Heilpilz eignet sich hervorragend als Kaffee-Ersatz und erspart unserem Körper die Säureflut. Unser Chaga Latte (Seite 145) stellt eine echte Alternative zum Latte macchiato dar.

Der Anti-Stress-Tee (Seite 145) verzaubert und relaxt uns mit dem Pulver aus der Rhodiola-Wurzel und den Goji-Beeren, die im Wasser gelieren und ein ganz besonderes Trinkerlebnis bescheren. Das Kokosöl darin gibt uns einen Energie- und Wärmeschub.

Wer innere Stärkung mit Sättigung verbinden möchte, der mixt sich einen warmen oder kalten Chaga-Maca-Smoothie (Seite 145). Hier sorgen Hanfsamen und Mandelmus für den cremigen Body. Ein ganz besonderes Erlebnis ist unser Süßkartoffel-Maca-Smoothie (Seite 146). Süßkartoffeln haben roh und gekocht ihren Reiz. Für den Smoothie verwenden wir sie roh.

Highlights aus dem Vorratsschrank

Beschrieben sind hier Eigenschaften der Adaptogene, die über ihre unspezifische Wirkung als Stresslöser noch hinausgehen.

Chaga ist ein Heilpilz, der bevorzugt auf Birken der nördlichen Halbkugel wächst. Optisch ist er nicht unbedingt ansprechend – er sieht aus wie verbrannte Kohle. Im Inneren ist der Chaga Conk (Riechkolben) orangebraun und holzig.

Chaga enthält starke antioxidative Substanzen, die das Immunsystem unterstützen. Darüber hinaus wird er bei Diabetes, Magenentzündungen und chronischen Darmentzündungen, diversen Hauterkrankungen sowie Erkrankungen der Atemwege und Autoimmunerkrankungen eingesetzt. In der skandinavischen und russischen Volksheilkunde wird Chaga seit langem in der Krebsbehandlung verwendet. Chaga enthält bis zu 250 nützliche Substanzen, die er aus seinem Wirt, der Birke, und letztlich dem ganzen Wald zieht. Geschätzt wird er für seine außergewöhnliche Kombination von Betulinsäure, Chrom, Beta-Glucanen, Germanium, Eisen, Melanin (färbt stark dunkel), Triterpenen und Flavonoiden. Chaga in Pulverform ist am einfachsten und vielseitigsten zu handhaben.

Ingwerpulver geht immer schnell zur Neige, weil wir es für fast alles verwenden, was wir zubereiten.

Klar, frischer Ingwer ist immer besser. Es gehört zur einfachsten Gesundheitsvorsorge, jeden Tag ein Stück frischen Ingwer zu snacken. Aber auf Ingwer in Pulverform wollen wir dennoch nicht verzichten, weil das Pulver einfach zu bevorraten und anzuwenden ist. Es lässt sich in Sekundenschnelle in Suppen und Tees einrühren. Ingwer schenkt uns nicht nur zitronenartiges Aroma und feurige Schärfe, er ist auch die bekannteste Heilpflanze gegen Entzündungen. Ingwer fördert mit seinen Scharfstoffen die Durchblutung, wirkt antidiabetisch, antiviral und antioxidativ. Laborstudien belegen seine positive Wirksamkeit gegen Magen-Darm-Beschwerden.

Kurkumapulver enthält als Hauptwirkstoff Curcumin, welches zahlreiche antioxidative und entzündungshemmende Eigenschaften besitzt. Der bioaktive Inhaltsstoff Curcumin ist in der gelben Kurkumawurzel in hoher Konzentration vorhanden. Es aktiviert Sirtuine (Enzyme) im Körper, die die Regeneration verbessern und die Alterung verzögern. Durch Zugabe von Pfeffer verstärkt sich die Wirkung von Kurkuma um ein Vielfaches.

Eine frisch angeschnittene Kurkumaknolle erfüllt die Küche mit einem unwiderstehlichen Duft. In der Praxis zeigt sich jedoch, dass Kurkuma – ähnlich wie Ingwer – in Pulverform für die vielseitige Verwendung in Gerichten praktischer ist.

Rhodiola oder Rosenwurz wächst unter rauen Wetterbedingungen vorzugsweise in Nordeuropa und Asien. Der Volkskunde nach war die Wurzel des Dickblattgewächses das Geheimnis des Mutes und der Stärke der Wikinger. In der heutigen Welt ist es ein Geheimtipp bei Erschöpfung, Antriebslosigkeit und Reizbarkeit. Die Phytonährstoffe Rosavin und Salirosid machen Rhodiola zu einem Adaptogen für gestresste und gesundheitsbewusste Menschen. Die Rhodiola-Wurzel gibt es als loses Pulver sowie als getrocknete Wurzelstückchen oder als Extraktpulver in Kapseln. Für Tees ist das Extraktpulver aus Kapseln am besten (Bioladen oder Apotheke). Für Smoothies, Schokolade, Kaffee usw. eignet sich das gröbere Wurzelpulver.

Maca zählt ebenfalls zu den Adaptogenen. Du findest die Maca-Wurzel in der Lebensmittelkategorie »Kreuzblütler« (Seite 98) beschrieben.

Anti-Stress-Tee

» Dieses Tonikum ist Stoffwechselturbo und Stressreduzierer in einem. Die im Kokosöl enthaltene Laurinsäure wird ohne großen Aufwand vom Körper aufgenommen und in Energie umgewandelt. Das nervenstärkende Rhodiola verleiht dem Tee in Kombination mit den Goji-Beeren eine unerwartet köstliche Note. Unbedingt probieren!

2 Portionen
⏲ 15 Min.

500 ml sehr warmes Wasser • 2 TL Rhodiolapulver (der feine Extrakt aus Kapseln) • 4 EL Goji-Beeren • 2 EL Kokosöl • etwas Honig und/oder Stevia nach Belieben

- Das sehr warme Wasser in zwei Tassen geben. Die Rhodiola-Kapseln öffnen und ins Wasser geben.

- Alle weiteren Zutaten ebenfalls auf die beiden Tassen verteilen und mit dem Löffel in das Wasser einrühren.

Chaga Latte

» So kannst du deinen Kaffeekonsum leicht in Schach halten: Kein anderes Kaffeeersatzgetränk reicht an den feinherben Geschmack des Heilpilzes Chaga und seinen sehr hohen Vitalstoffgehalt heran.

2 Portionen
⏲ 15 Min.

500 ml sehr warmes Wasser • 2 TL Chaga-Pulver • 2 EL Mandelmus • etwas Honig und/oder Stevia

- Alle Zutaten in den Mixer geben und ca. 30 Sekunden mixen.

Chaga-Maca-Smoothie

» Dieser Smoothie ist ein treuer Begleiter in Zeiten von viel Stress. Er sättigt für Stunden und hilft, gelassen zu bleiben.

2 Portionen
⏲ 15 Min.

700 ml sehr warmes oder kaltes Wasser • 2 TL Kokosöl • 2 EL Hanfsamen • 2 EL Mandelmus • 2 EL Kakaopulver • 2 TL Maca (nach Belieben mehr) • 1–2 TL Chaga-Pulver • etwas Honig und/oder Stevia

- Alle Zutaten 10 Sekunden lang im großen Mixer verarbeiten.

Süßkartoffel-Maca-Smoothie

» Eine rohe Süßkartoffel eignet sich nicht nur für eine würzige Suppe, sondern auch für einen süßlichen Smoothie, der eine wohlige Stimmung verbreitet. Sowohl Süßkartoffel als auch Kokosöl und Maca wirken positiv auf unsere Hormonproduktion, insbesondere auf die Nebennieren und die Schilddrüse.

2 Portionen
⏲ 15 Min.

200 g Süßkartoffeln • 400 ml sehr warmes Wasser • 2 EL Mandelmus • 2 EL Kokosöl • 1 EL Maca • 1 TL Zimt • ½ TL Kurkuma • etwas Honig und/oder Stevia

- Süßkartoffeln schälen und in grobe Stücke schneiden.

- Alle Zutaten in einem Mixer zu einer feinen Konsistenz verarbeiten.

Tipp Wenn du Süßkartoffel übrig hast, knabbere sie zum Smoothie, das schmeckt köstlich. Falls du einen Teil des Smoothies erst später trinken möchtest, kannst du ihn im Kühlschrank 2 Tage aufbewahren. Schmeckt auch kalt.

Golden Latte mit Kurkuma und Ingwer

» Die Golden Latte gehört zu den beliebtesten und bekanntesten Anti-Stress-Getränken. Kurkuma, Ingwer und Zimt betören unsere Sinne und stärken unser Immunsystem mit hochpotenten Antioxidanzien.

2 Portionen
⏲ 15 Min.

600 ml Wasser • 2 EL Mandelmus • 2 TL Kurkumapulver (oder ein 4–6 cm großes, frisches Stück) • 2 TL Ingwerpulver (oder frischer Ingwer, so groß wie ein halber Daumen) • 2 Msp. gemahlener schwarzer Pfeffer • 1 TL Zimt • 1 EL Kokosöl • etwas Honig oder Stevia

- Wasser gut erwärmen.

- Alle Zutaten im Mixer zu einer homogenen Flüssigkeit verarbeiten und in Ruhe genießen.

Tipp Im Sommer schmeckt die Golden Latte auch mit kaltem Wasser und auf Eis. Wenn du Kurkuma und Ingwer in Pulverform verwendest, kannst du die Latte auch einfach mit dem Milchaufschäumer anrühren.

» Golden Latte mit Kurkuma und Ingwer

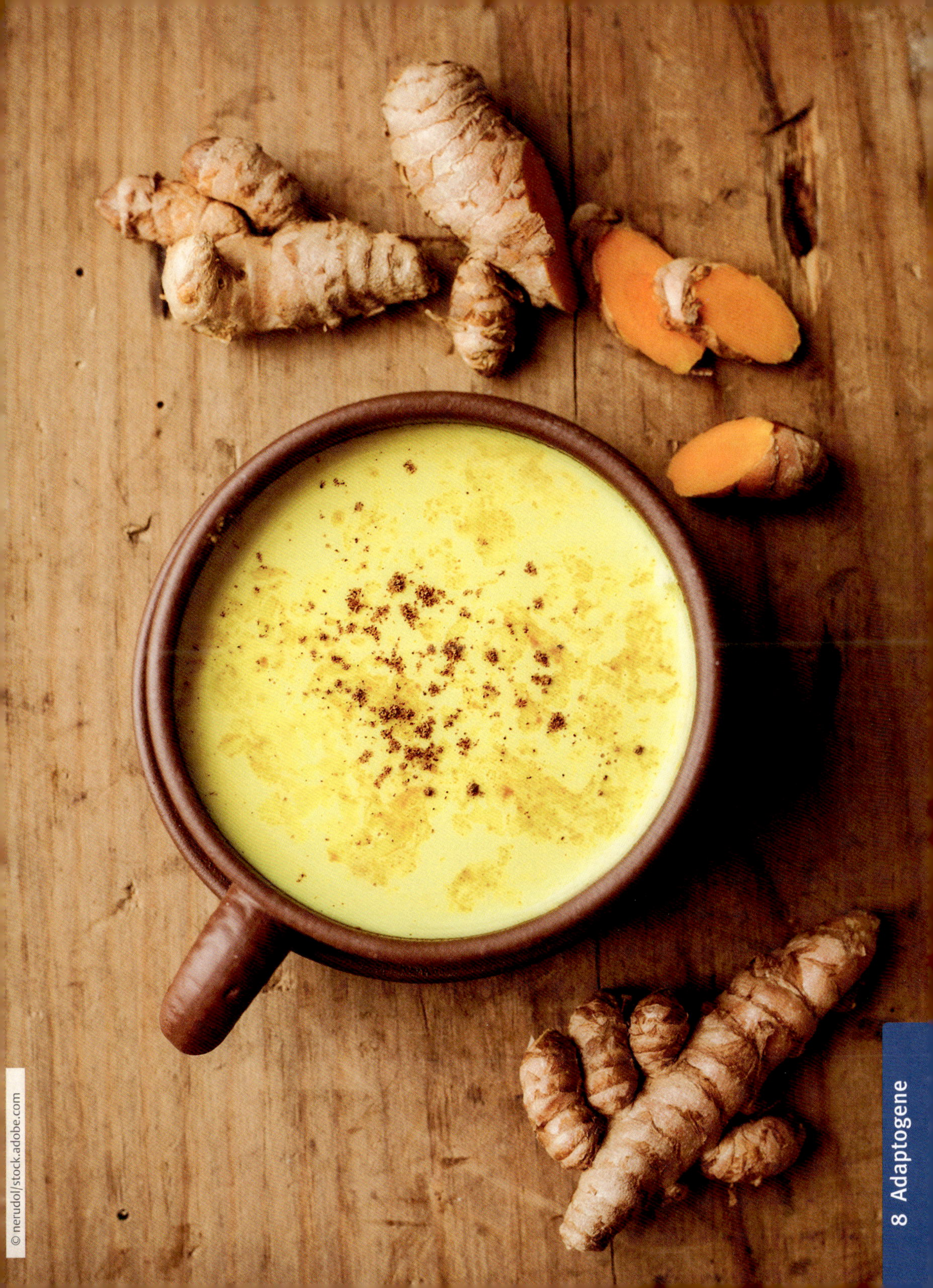

Rezept- und Zutatenverzeichnis

Stichwortverzeichnis

Liebe Leserin, lieber Leser,

hat Ihnen dieses Buch weitergeholfen? Für Anregungen, Kritik, aber auch für Lob sind wir offen. So können wir in Zukunft noch besser auf Ihre Wünsche eingehen. Schreiben Sie uns, denn Ihre Meinung zählt!

Ihr TRIAS Verlag

kundenservice.thieme.de | Lektorat TRIAS Verlag, Postfach 30 05 04, 70445 Stuttgart

/trias.tut.mir.gut /trias_verlag /triasverlag www.trias-verlag.de/newsletter

Quellen der Stockfotos von stock.adobe.com

S. 14/15: © bit24/stock.adobe.com
S. 42/43: © Galina Zhigalova/stock.adobe.com
S. 54: © Africa Studio/stock.adobe.com
S. 58/59: Goji-Beeren: © nata777_7/stock.adobe.com, Kokoschips: © womue/stock.adobe.com, Tomaten: © Elzbieta Sekowska/stock.adobe.co, Hefeflocken: © ExQuisine/stock.adobe.com, Dulse-Algen: © ExQuisine/stock.adobe.com, Gerstengras: © Mara Zemgaliete/stock.adobe.com, Spirulina: © Scisetti Alfio/stock.adobe.com, Maca: © vainillaychile/stock.adobe.com, Joghurtferment: © kolesnikovserg/stock.adobe.com, Miso: © kariphoto/stock.adobe.com, Flohsamenschalen: © canyonos/stock.adobe.com, Chiasamen: © JGade/stock.adobe.com, Hanfsamen: © ExQuisine/stock.adobe.com, Kürbiskerne: © sangsiripech/stock.adobe.com, Mandelmus: © jarafoti/stock.adobe.com/Edited by Thieme, Olivenöl: © Africa Studio/stock.adobe.com, Walnüsse: © Tatyana Sidyukova/stock.adobe.com, Honig: © Nata Studio/stock.adobe.com, Kakaonibs: © ExQuisine/stock.adobe.com, Kakaopulver: © AnKudi/stock.adobe.com, Kokosöl: © Peter Hermes Furian/stock.adobe.com, Zimt: © ange1011/stock.adobe.com, Salz: © Alen-Kadr/stock.adobe.com, Stevia: © boonchuay1970/stock.adobe.com, Erbsenprotein: © ExQuisine/stock.adobe.com, Hanfprotein: © ExQuisine/stock.adobe.com, Reisprotein: © Jose Raúl Abad Reina/stock.adobe.com, Chaga: © ExQuisine/stock.adobe.com, Ingwerpulver: © Coprid/stock.adobe.com, Kurkumapulver: © sommai/stock.adobe.com, Rhodiola: © natali1991/stock.adobe.com
S. 56, oben: © Peter Atkins/stock.adobe.com, links: © iloli/stock.adobe.com, rechts: © uckyo/stock.adobe.com
S. 70/71: © julie208/stock.adobe.com
S. 72: © mimagephotos/stock.adobe.com
S. 77: © Olga Miltsova/stock.adobe.com
S. 4, 81: © istetiana/stock.adobe.com
S. 4, 84: © Irina/stock.adobe.com
S. 5, 89: © Владимир Солдатов/stock.adobe.com
S. 98: © Mallivan/stock.adobe.com
S. 106: © p-fotography/stock.adobe.com
S. 111: © bong/stock.adobe.com
S. 112: © sianc/stock.adobe.com
S. 124: © StockPhotoAstur/stock.adobe.com
S. 129: © svetlana_cherruty/stock.adobe.com
S. 134: © vaaseenaa/stock.adobe.com
S. 142: © Maria/stock.adobe.com
S. 147: © nerudol/stock.adobe.com

Empfehlungen von Dr. Regina Kratt

Informationen zur Mikronährstoff-Küche und ImmunityEating

Unter *www.immunityeating.de* (letzter Zugriff: 02.03.2023) findest du:

Downloads wie z. B. unseren **7-Tage-Plan**, die Kurzanleitungen zum **Sprossenziehen und Joghurt herstellen** oder **Bezugsquellen** für Lebensmittel und Geräte.

Videos unserer **Schnellstart-Serie**

Blog-Beiträge mit Anleitungen, Checklisten und Tipps zum Selbstcoaching.

ImmunityEating Lifestyle Programme für eine verbesserte Lebensqualität, mehr Fitness und mehr Gesundheit.

1:1-Coaching, um schneller und zielgerichteter unterwegs zu sein. Buche ein **kostenfreies Kennlerngespräch** auf *coaching.immunityeating.de* (letzter Zugriff: 02.03.2023)

Fitte Mitarbeiter – fitte Unternehmen Unsere Workshops und Vorträge rund um das Thema ImmunityEating sind innovativ und völlig undogmatisch. Gerade deshalb sind sie bei einer breiten Mitarbeiterschaft sehr beliebt. Anfragen gerne an **Dr. Regina Kratt**: unternehmen@immunityeating.de

Mikronährstoffanalyse – Vereinbare einen Termin mit **Dr. med. Barbara Hufnagel** unter *www.vita-prevent.de* (letzter Zugriff: 02.03.2023)

Bibliografische Information der Deutschen Nationalbibliothek
Die Deutsche Nationalbibliothek verzeichnet diese Publikation in der Deutschen Nationalbibliografie; detaillierte bibliografische Daten sind im Internet über dnb.d-nb.de abrufbar.

Programmplanung: Uta Spieldiener
Projektmanagement: Elisa Salemi
Redaktion: Annette Barth
Bildredaktion: Christoph Frick, Marie Crämer

Umschlaggestaltung: © Thieme
Layout: CYCLUS · Visuelle Kommunikation, Stuttgart

Bildnachweis:
Fotos im Innenteil:
Covermotiv und Bild S. 3: © M. Bergmann/Thieme
Autorinnenfotos S. 2 oben und S. 6: adolf bachinger photographie, karlsruhe, www.adolf-bachinger.com; S. 2 unten: Dr. med. Barbara Hufnagel
Foodfotos: © A. Rogge & J. Jankovic/Thieme (wenn nicht anders angegeben)
Zeichnungen: Christine Lackner, Ittlingen
Grafiken Umschlaginnenseite, S. 33, 46, 48, 51, 58, 59: Dr. Regina Kratt/ImmunityEating.de, grafisch überarbeitet
© Thieme
Weitere Fotos: stock.adobe.com (ausführliches Quellenverzeichnis auf S. 151)

1. Auflage 2023

TRIAS Verlag in Georg Thieme Verlag KG
Rüdigerstraße 14, 70469 Stuttgart, Germany
www.trias-verlag.de

Printed in Germany

Satz und Repro: Fotosatz Buck, Kumhausen
Druck: AZ Druck und Datentechnik GmbH, Kempten

Gedruckt auf chlorfrei gebleichtem Papier

ISBN 978-3-432-11784-3 1 2 3 4 5 6

Auch erhältlich als E-Book:
eISBN (ePub) 978-3-432-11785-0

TRIAS, einer der führenden Ratgeberverlage im Bereich Gesundheit, gehört zur Thieme Gruppe, marktführender Anbieter medizinischer Fachinformationen und Services. Anspruch der Thieme Gruppe ist es, den im Gesundheitswesen tätigen Berufsgruppen sowie allen an Gesundheit Interessierten genau die Informationen und Angebote bereitzustellen, die sie in einer bestimmten Arbeitssituation oder Lebensphase benötigen. Durch die hohe Qualität und zielgruppenspezifische Relevanz der angebotenen Leistungen bereitet Thieme den Weg für eine bessere Medizin und mehr Gesundheit im Leben.

Thieme